Tassilo Marchetti

Terapie ormonali

Scienza, applicazione e prospettive

bup

Tassilo Marchetti

Terapie ormonali

Scienza, applicazione e prospettive

Stampa: ISBN 978-3-69035-251-2
eBook: ISBN: 978-3-69035-259-8

Numero d'ordine: 1850
Disponibile anche come eBook

© Bremen University Press, 2025.
Il manoscritto non può essere utilizzato in tutto o in parte senza il previo consenso scritto dell'editore.

Stampa universitaria di Brema
Fahrenheitstr. 11
D-28359 Brema

bup@bremenuniversitypress.com
www.bremenuniversitypress.com

Tassilo Marchetti

Terapie ormonali

Scienza, applicazione e prospettive

Panoramica

INTRODUZIONE	8
PARTE I: NOZIONI DI BASE SULLA TERAPIA ORMONALE	13
PARTE II: APPLICAZIONE DELLE TERAPIE ORMONALI	66
PARTE III: BENEFICI, RISCHI E CONTROVERSIE	97
PARTE IV: IL FUTURO DELLE TERAPIE ORMONALI	106
PAROLE DI CHIUSURA	115
INDICE	117

Indice dei contenuti

INTRODUZIONE	8
Chiarimento dei termini	8
Panoramica storica	10
Rilevanza dell'argomento	11
PARTE I: NOZIONI DI BASE SULLA TERAPIA ORMONALE	13
Biochimica e fisiologia degli ormoni	13
Diagnosi dei disturbi ormonali	15
Metodi di misurazione degli ormoni	15
Esami del sangue	15
Test della saliva	17
Analisi delle urine	19
Imaging	21
Sintomi tipici e loro interpretazione	23
Esaurimento e aumento di peso	23
Perdita di peso indesiderata, nervosismo e palpitazioni	26
Disturbi mestruali e infertilità	28
Fratture ossee e debolezza muscolare	30
Pressione alta e disturbi elettrolitici	33
Ruolo della genetica e dei fattori epigenetici	36
Malattie monogeniche	36
Influenze poligeniche	39
Fattori epigenetici	42
Tipi di ormoni in terapia	44
Ormoni steroidei	45
Estrogeni e progesterone	45
Testosterone	47
Corticosteroidi (ad es. cortisolo, prednisone)	50

Ormoni peptidici	51
Insulina	51
Ormoni della crescita (somatropina)	52
Glucagone	53
Eritropoietina (EPO)	54
Ormoni tiroidei	55
Levotiroxina (T4 sintetico)	55
Liotironina (T3 sintetica)	56
Farmaci antitiroidei	57
Ormoni sintetici e bioidentici	59
Ormoni sintetici	59
Ormoni bioidentici	60
Importanza degli ormoni nella terapia	**62**
PARTE II: APPLICAZIONE DELLE TERAPIE ORMONALI	**66**
Terapia ormonale in ginecologia	**66**
Sintomi della menopausa e della perimenopausa	66
Terapia ormonale sostitutiva (TOS): Indicazioni, benefici e rischi	
	67
Prevenzione e trattamento dell'osteoporosi	70
Alternative alla terapia ormonale sostitutiva	**72**
Bisfosfonati	72
Ambiti di applicazione e vantaggi dei bifosfonati	73
Forme di applicazione e dosaggio	74
Effetti collaterali e restrizioni	74
Denosumab	74
Meccanismo d'azione di denosumab	75
Vantaggi di denosumab	76
Rischi del denosumab	77
Restrizioni e problemi di svezzamento	78
Modulatori selettivi del recettore estrogenico (SERM)	78
Vitamina D e calcio	81
Terapia ormonale in andrologia	**83**

Trattamenti ormonali nella medicina riproduttiva	86
Oncologia e terapia ormonale	88
Medicina transgender e terapia ormonale	91
Pediatria e disturbi della pubertà	94
PARTE III: BENEFICI, RISCHI E CONTROVERSIE	97
Benefici della terapia ormonale	97
Rischi ed effetti collaterali	99
Controversie e dibattiti sociali	102
PARTE IV: IL FUTURO DELLE TERAPIE ORMONALI	106
Nuovi sviluppi e tecnologie	106
Approcci alternativi	108
Prospettive di ricerca	111
PAROLE DI CHIUSURA	115
INDICE	117

Introduzione

Chiarimento dei termini

La terapia ormonale è un trattamento medico in cui gli ormoni vengono somministrati o regolati per influenzare i processi fisiologici, trattare le malattie o alleviare i sintomi. Gli ormoni sono messaggeri chimici prodotti dalle ghiandole endocrine e controllano una serie di funzioni biologiche dell'organismo, tra cui il metabolismo, la crescita, la riproduzione e la regolazione dell'umore. A seconda dell'obiettivo, la terapia ormonale può assumere forme diverse ed essere utilizzata in ambiti diversi.

La terapia ormonale si divide fondamentalmente in due categorie principali: la somministrazione di ormoni e il blocco o la regolazione della produzione ormonale dell'organismo.

Il primo è spesso utilizzato in presenza di uno squilibrio ormonale o di una carenza ormonale, ad esempio nella terapia sostitutiva. Esempi tipici sono la somministrazione di insulina per il diabete mellito, la somministrazione di ormoni tiroidei per una tiroide poco attiva (ipotiroidismo) o la terapia ormonale sostitutiva (terapia ormonale sostitutiva) per le donne in post-menopausa per alleviare i sintomi della menopausa.

La seconda variante, in cui l'effetto degli ormoni viene bloccato o modulato, è particolarmente rilevante in oncologia, soprattutto per i tumori ormono-dipendenti come il cancro al seno o alla prostata. Si tratta di sostanze che inibiscono la produzione di alcuni ormoni o ne bloccano l'effetto sulle cellule bersaglio. Tali trattamenti possono rallentare o arrestare la crescita delle cellule tumorali ormono-dipendenti.

La terapia ormonale viene utilizzata anche in altri contesti medici. Nella medicina riproduttiva, viene utilizzata per regolare il ciclo mestruale, promuovere la maturazione degli ovuli o innescare l'ovulazione. Nella medicina transgender supporta il processo di riassegnazione del genere, ad esempio somministrando testosterone o estrogeni per adattare i caratteri sessuali secondari al genere desiderato.

Nonostante l'ampia gamma di applicazioni, la terapia ormonale non è esente da rischi ed effetti collaterali. Il trattamento richiede un'attenta valutazione del rapporto rischio/beneficio e un monitoraggio continuo. I possibili effetti collaterali includono trombosi, disturbi metabolici, una maggiore tendenza a sviluppare il cancro in alcuni contesti ed effetti negativi sul sistema cardiovascolare. La scelta degli ormoni, dei dosaggi e delle forme di somministrazione adeguati è quindi fondamentale per il successo e la sicurezza della terapia.

La terapia ormonale è una strategia di trattamento medico versatile ed efficace, utilizzata in modo specifico in diversi quadri clinici. La sua applicazione si basa su una solida conoscenza della regolazione endocrina e richiede un adattamento personalizzato alle esigenze e alle condizioni di salute del paziente.

Panoramica storica

La storia della terapia ormonale è strettamente legata alla scoperta e alla comprensione degli ormoni, che sono messaggeri chimici che controllano numerosi processi fisiologici dell'organismo. Le prime indicazioni sui meccanismi d'azione degli ormoni risalgono al XIX secolo, quando Arnold Berthold dimostrò, attraverso esperimenti con galli castrati, che le ghiandole secernono sostanze che influenzano lo sviluppo degli organismi. Il termine "ormone" fu coniato nel 1905 da Ernest Starling e William Bayliss, che descrissero la trasmissione chimica dei segnali tra gli organi. L'effetto terapeutico degli estratti ghiandolari è stato riconosciuto precocemente, ad esempio nel trattamento dell'ipotiroidismo o nel primo impiego di successo dell'insulina per il trattamento del diabete nel 1921. La scoperta e l'isolamento di ormoni come il cortisone, gli estrogeni, il progesterone e il testosterone negli anni '30 hanno portato allo sviluppo di terapie ormonali specifiche. Ciò ha rivoluzionato il trattamento di numerose malattie come l'artrite reumatoide, i tumori ormono-dipendenti e i sintomi della menopausa. Lo sviluppo dei contraccettivi orali negli anni '50 ha segnato una pietra miliare sociale e medica, consentendo alle donne di controllare la propria riproduzione. Con il progresso della biotecnologia negli anni '80, sono diventati disponibili ormoni prodotti sinteticamente che offrono maggiore purezza ed efficacia. Nella medicina moderna, la terapia ormonale può essere utilizzata in diversi modi, ad esempio in oncologia, medicina riproduttiva o medicina di genere. Gli approcci più recenti si basano su terapie personalizzate, ormoni bioidentici e sull'uso di tecnologie ricombinanti per aumentare la precisione e la sicurezza del trattamento. Questo continuo sviluppo dimostra il ruolo centrale della terapia ormonale in medicina e il suo potenziale per le innovazioni future.

Rilevanza dell'argomento

Le terapie ormonali rivestono un'importanza centrale dal punto di vista medico, sociale e scientifico, poiché regolano un'ampia gamma di funzioni nel corpo umano e possono trattare numerose malattie o alleviare i sintomi. Dal punto di vista medico, consentono di correggere in modo mirato gli squilibri ormonali causati da disturbi endocrini, processi di invecchiamento naturale o malattie. Sono essenziali per il trattamento di malattie croniche come il diabete mellito, l'ipotiroidismo o l'osteoporosi, ma anche per il trattamento di tumori ormono-dipendenti come il cancro al seno e alla prostata. Svolgono inoltre un ruolo importante nella medicina riproduttiva e offrono alle persone con un desiderio insoddisfatto di avere figli opzioni efficaci. A livello sociale, le terapie ormonali contribuiscono a migliorare la qualità della vita, in particolare per le donne durante e dopo la menopausa, per le persone transgender nel contesto della riassegnazione di genere e attraverso lo sviluppo dei contraccettivi ormonali, che hanno rivoluzionato la pianificazione familiare. Tuttavia, la loro importanza va oltre i benefici individuali, poiché hanno anche innescato discussioni sociali su genere, riproduzione e salute. Da un punto di vista scientifico, le terapie ormonali promuovono la ricerca sulle complesse reti endocrine e guidano l'innovazione nelle biotecnologie, ad esempio attraverso lo sviluppo di ormoni sintetici o ricombinanti. Questi progressi non solo contribuiscono a migliorare le opzioni terapeutiche, ma aprono anche nuove prospettive nella medicina personalizzata, consentendo di adattare le terapie in modo più preciso alle caratteristiche genetiche e molecolari dell'individuo. Nel complesso, le terapie ormonali sono **una parte indispensabile della medicina moderna, in quanto promuovono la salute individuale e fanno progredire gli sviluppi sociali e scientifici.**

Parte I: Nozioni di base sulla terapia ormonale

Biochimica e fisiologia degli ormoni

Gli ormoni sono messaggeri chimici prodotti da cellule specializzate, di solito nelle ghiandole endocrine, e rilasciati nel flusso sanguigno per influenzare cellule bersaglio distanti. Regolano numerosi processi fisiologici come la crescita, il metabolismo, la riproduzione e l'omeostasi. Dal punto di vista biochimico, gli ormoni possono essere suddivisi in tre classi principali: Ormoni peptidici, ormoni steroidei e derivati degli aminoacidi. Gli ormoni peptidici, come l'insulina e il glucagone, sono costituiti da catene di aminoacidi, mentre gli ormoni steroidei, come il cortisolo e gli estrogeni, derivano dal colesterolo. I derivati degli aminoacidi, come l'adrenalina e la tiroxina, sono creati modificando singoli aminoacidi.

Gli ormoni sono prodotti in ghiandole endocrine specializzate, come l'ipofisi, la tiroide, le ghiandole surrenali o le ghiandole sessuali. Queste ghiandole sono regolate da una complessa rete di meccanismi di feedback che consentono un controllo preciso dei livelli ormonali. L'ipotalamo svolge un ruolo centrale in questo senso, influenzando l'ipofisi e successivamente le ghiandole endocrine periferiche attraverso il rilascio o l'inibizione di ormoni. Ad esempio, il rilascio degli ormoni tiroidei è controllato dall'asse ipotalamo-ipofisi-tiroide.

Gli ormoni agiscono attraverso recettori specifici sulle o nelle cellule bersaglio. Questi recettori sono altamente specifici per determinati ormoni e possono essere localizzati sulla membrana o a livello intracellulare. Gli ormoni idrosolubili, come quelli peptidici, si legano ai recettori sulla superficie cellulare, poiché non possono attraversare la membrana cellulare. Il legame con il recettore attiva vie di trasduzione del segnale, di solito attraverso recettori accoppiati a proteine G o tirosin-chinasi, che mobilitano messaggeri secondari come il cAMP o il calcio, innescando una cascata di reazioni intracellulari. Gli ormoni lipofili, come gli ormoni steroidei e gli ormoni tiroidei, invece, possono diffondere attraverso la membrana cellulare e legarsi ai recettori intracellulari. Il complesso ormone-recettore entra nel nucleo della cellula, dove influenza direttamente l'espressione genica, innescando effetti a lungo termine come la biosintesi delle proteine.

L'effetto degli ormoni è regolato a diversi livelli: Oltre alla sintesi e alla secrezione degli ormoni, svolgono un ruolo anche le proteine di trasporto, la densità dei recettori e l'attivazione o l'inibizione delle vie di segnalazione a valle. L'omeostasi è garantita da anelli di feedback negativo, come l'inibizione degli ormoni ipotalamici da parte dei livelli ormonali periferici. Il feedback positivo è meno comune, ma si verifica, ad esempio, durante l'ovulazione o il travaglio.

In sintesi, gli ormoni sono regolatori essenziali dell'organismo la cui funzione si basa su una precisa biochimica, una complessa regolazione fisiologica e specifici meccanismi di trasduzione del segnale. Questa interazione consente l'adattamento alle mutevoli condizioni interne ed esterne e costituisce la base del controllo ormonale delle diverse funzioni dell'organismo.

Diagnosi dei disturbi ormonali

La diagnosi dei disturbi ormonali è oggi una parte essenziale della medicina endocrinologica, poiché gli squilibri ormonali possono causare una varietà di sintomi e malattie. La diagnostica comprende misurazioni biochimiche, procedure di imaging e analisi genetiche per identificare le cause sottostanti e determinare la terapia ottimale.

Metodi di misurazione degli ormoni

Il metodo centrale per la diagnosi dei disturbi ormonali è la determinazione dei livelli ormonali nei vari fluidi corporei.

Esami del sangue

Le analisi del sangue sono il metodo più utilizzato per la diagnosi dei disturbi ormonali, in quanto consentono una quantificazione accurata e affidabile delle concentrazioni ormonali. Offrono una varietà di applicazioni per valutare i livelli ormonali basali, la loro regolazione e la loro reattività agli stimoli esterni. Gli ormoni tiroidei, come la triiodotironina (T3), la tiroxina (T4) e l'ormone stimolante la tiroide (TSH), vengono misurati di routine per valutare la funzione tiroidea. Livelli elevati o ridotti di questi ormoni forniscono informazioni su malattie come l'ipotiroidismo o l'ipertiroidismo e sulle loro possibili cause, come le malattie autoimmuni o la carenza di iodio. Anche gli ormoni sessuali, come gli estrogeni, il testosterone e il progesterone, vengono spesso analizzati, soprattutto in caso di infertilità, disturbi del ciclo, problemi di pubertà o terapie ormonali. I loro livelli consentono una diagnosi differenziata di disturbi della funzione gonadica, squilibri ormonali in menopausa o ipogonadismo.

La misurazione degli ormoni surrenali come il cortisolo e l'aldosterone è fondamentale per la diagnosi di malattie come la sindrome di Cushing, l'insufficienza surrenalica o la sindrome di Conn. I livelli di cortisolo possono essere controllati nell'ambito di un test di inibizione del desametasone o di un test di stimolazione con ACTH per valutare la funzione dell'asse ipotalamo-ipofisi-surrene. L'aldosterone viene spesso misurato in combinazione con la renina per valutare il sistema renina-angiotensina-aldosterone, soprattutto in caso di ipertensione o disturbi elettrolitici.

Anche gli ormoni pancreatici, come l'insulina e il glucagone, vengono presi in considerazione nell'analisi ormonale. I livelli di insulina sono essenziali per la diagnosi e il monitoraggio del diabete mellito o dell'insulino-resistenza, mentre il glucagone è rilevante nella valutazione delle condizioni di ipoglicemia o dei tumori del pancreas. Gli esami del sangue consentono non solo di misurare i livelli ormonali assoluti, ma anche di indagare i processi dinamici registrando la reazione del sistema endocrino a specifici stimoli o inibizioni. I test di stimolazione, come il test di stimolazione dell'ACTH o il test di tolleranza al glucosio, e i test di soppressione, come il test di inibizione del desametasone, forniscono indicazioni decisive sulle disfunzioni dei complessi circuiti di controllo ormonale. Queste procedure forniscono una base precisa per la diagnosi e la pianificazione di terapie personalizzate.

Test della saliva

I test salivari svolgono un ruolo sempre più importante nel monitoraggio e nell'aggiustamento delle terapie ormonali, in quanto forniscono un metodo preciso e non invasivo per determinare i livelli di ormoni liberi e biologicamente attivi. A differenza dei test sul siero, dove gran parte degli ormoni sono legati alle proteine di trasporto e quindi non riflettono direttamente la frazione bioattiva, l'analisi della saliva consente di misurare direttamente gli ormoni che sono effettivamente attivi nei tessuti bersaglio. Ciò la rende particolarmente preziosa per la messa a punto delle terapie ormonali.

Un settore chiave di applicazione dei test salivari è il trattamento degli ormoni sessuali come estrogeni, progesterone e testosterone, ad esempio nelle donne in menopausa o negli uomini con carenza di testosterone. La misurazione degli ormoni salivari consente di monitorare gli effetti degli ormoni somministrati sui livelli biodisponibili nell'organismo. In questo modo è possibile evitare sovradosaggi e ridurre al minimo gli effetti collaterali. Inoltre, garantisce che il dosaggio sia sufficiente per ottenere gli effetti terapeutici senza appesantire inutilmente l'equilibrio ormonale.

L'analisi della saliva si è dimostrata utile anche in caso di trattamento con ormoni surrenali, come il cortisolo o il DHEA. È particolarmente importante monitorare regolarmente l'effetto degli ormoni sostitutivi nei pazienti con insufficienza surrenalica o stress cronico. I test della saliva offrono la possibilità di mappare le fluttuazioni circadiane e quindi di sviluppare una strategia di dosaggio personalizzata basata sui ritmi ormonali naturali. Questa regolazione precisa è fondamentale per evitare sia un apporto insufficiente che un sovradosaggio, che a lungo termine potrebbero portare a problemi di salute significativi.

Un altro vantaggio dei test salivari per le terapie ormonali è la possibilità di autosomministrazione. I pazienti possono prelevare i campioni comodamente a casa, il che aumenta notevolmente l'accettazione e la compliance. Ciò è particolarmente importante per le terapie a lungo termine che richiedono controlli regolari. La facilità d'uso e la possibilità di prelevare campioni in diversi momenti della giornata consentono un monitoraggio completo e dettagliato, che sarebbe difficile da realizzare in ambito clinico con i campioni di sangue.

I test della saliva contribuiscono anche all'ottimizzazione della medicina personalizzata, in quanto consentono ai medici di adattare il trattamento alle esigenze individuali del paziente. Ciò è particolarmente importante nel caso di disturbi ormonali complessi, in cui le dosi standard sono spesso insufficienti o possono causare effetti indesiderati. Monitorando regolarmente i livelli di ormoni liberi nella saliva, i piani di trattamento possono essere adattati dinamicamente per ottenere il miglior successo terapeutico possibile.

Analisi delle urine

Il test di raccolta delle urine delle 24 ore è un metodo consolidato per valutare l'escrezione ormonale e fornisce informazioni diagnostiche preziose, in particolare per gli ormoni steroidei come il cortisolo o le catecolamine. A differenza delle misurazioni selettive nel sangue o nella saliva, questo metodo consente di registrare in modo integrato l'attività ormonale per un periodo di tempo più lungo. Di conseguenza, le fluttuazioni dei livelli ormonali causate dal ritmo circadiano o da reazioni acute allo stress possono essere compensate, consentendo una valutazione più completa dello stato ormonale.

Il test di raccolta delle urine delle 24 ore svolge un ruolo centrale nell'analisi degli ormoni steroidei come il cortisolo, in particolare nella diagnosi di malattie come la sindrome di Cushing o l'insufficienza surrenalica. Misurando la quantità totale di cortisolo libero escreto nelle urine nell'arco della giornata, si possono ottenere indicazioni di iper- o ipofunzione delle ghiandole surrenali. Questo metodo è particolarmente utile per identificare disturbi sottili che potrebbero essere trascurati da un singolo campione di sangue o di saliva.

Il campione di raccolta delle urine delle 24 ore è anche uno strumento diagnostico fondamentale per l'analisi delle catecolamine, come l'adrenalina, la noradrenalina e i loro metaboliti, ad esempio l'acido vanillinico mandelico. Questi ormoni, che svolgono un ruolo importante nella risposta allo stress e nella regolazione del sistema cardiovascolare, vengono rilasciati episodicamente, rendendo difficile l'interpretazione delle singole misurazioni. La raccolta delle 24 ore consente di calcolare la media di queste fluttuazioni e di ottenere un quadro più preciso dell'attività catecolaminergica. Ciò è particolarmente importante nella diagnosi di tumori come i feocromocitomi, che causano una produzione eccessiva di questi ormoni.

Il campione di raccolta delle urine delle 24 ore presenta anche dei vantaggi nella valutazione dell'effetto e nel monitoraggio delle terapie ormonali. Offre l'opportunità di monitorare l'effetto degli ormoni somministrati o dei loro precursori per un periodo di tempo più lungo. Soprattutto nei pazienti in trattamento con ormoni steroidei o sostanze simili alle catecolamine, questo metodo può aiutare a ottimizzare la terapia e a evitare effetti collaterali indesiderati dovuti a sovradosaggio o sottodosaggio.

Sebbene il metodo sia considerato affidabile e informativo, non è privo di sfide. La corretta raccolta delle urine nelle 24 ore richiede un elevato livello di compliance da parte del paziente. Un campionamento errato o una raccolta incompleta possono falsare i risultati. Ciononostante, questo metodo rimane un importante strumento diagnostico, soprattutto in endocrinologia, in quanto fornisce una visione completa dell'attività ormonale dell'organismo.

Imaging

Le tecniche di imaging, come gli ultrasuoni, la tomografia computerizzata (TC), la risonanza magnetica (RM) e la scintigrafia, sono strumenti diagnostici fondamentali per rilevare anomalie strutturali negli organi che producono ormoni. Queste metodiche integrano le analisi biochimiche e consentono di localizzare e caratterizzare con precisione le alterazioni che possono causare squilibri ormonali, come tumori o altri processi patologici.

L'ecografia è spesso utilizzata come test di prima linea, in particolare per l'esame della ghiandola tiroidea. Offre un metodo non invasivo e privo di radiazioni per valutare le dimensioni, la struttura ed eventuali noduli della ghiandola tiroidea. Con i moderni dispositivi ad alta risoluzione, è possibile rilevare anche lesioni di piccole dimensioni e valutarne le proprietà ecogene, che possono indicare se sono benigne o maligne. Inoltre, la sonografia Doppler può essere utilizzata per analizzare il flusso sanguigno nei noduli tiroidei o in altri tessuti sospetti.

La tomografia computerizzata (TC) svolge un ruolo importante nella valutazione degli organi che producono ormoni, come le ghiandole surrenali. Fornisce immagini dettagliate in sezione trasversale, utili per identificare tumori, cisti o altre alterazioni. La TC è particolarmente utile nella valutazione di adenomi o carcinomi surrenalici, in quanto è in grado di rappresentare accuratamente le dimensioni, la densità e le caratteristiche morfologiche delle lesioni. Viene inoltre utilizzata frequentemente nella diagnosi di stadiazione dei tumori per identificare eventuali metastasi.

La risonanza magnetica (RM) è un'altra procedura altamente specializzata che si è rivelata particolarmente utile per esaminare l'ipofisi. Poiché l'ipofisi è un piccolo ma importantissimo organo di produzione ormonale situato nel cranio, la risonanza magnetica, grazie all'eccellente visualizzazione dei tessuti molli, offre la possibilità di visualizzare microadenomi o altre anomalie strutturali associate a disfunzioni ormonali come l'acromegalia, la malattia di Cushing o la prolattina omenica. Rispetto alla TC, la RM ha il vantaggio di non richiedere radiazioni ionizzanti, il che la rende adatta a esami ripetuti.

La scintigrafia è una procedura di imaging funzionale utilizzata principalmente in endocrinologia. Nella ghiandola tiroidea viene utilizzata per identificare i cosiddetti noduli "caldi" o "freddi", il che è fondamentale per differenziare le lesioni benigne da quelle potenzialmente maligne. Nella diagnostica della ghiandola surrenale, la scintigrafia può essere utilizzata per localizzare tumori funzionali come i feocromocitomi o gli adenomi ormonali. Offre il vantaggio di valutare non solo la struttura ma anche la funzione degli organi, il che è particolarmente importante quando si pianifica una terapia.

Queste procedure di imaging sono componenti indispensabili nella diagnosi delle malattie degli organi che producono ormoni. Forniscono informazioni dettagliate sull'anatomia e sulla funzione di questi organi e consentono quindi di effettuare una diagnosi precisa. Grazie ad esse è possibile individuare efficacemente anomalie strutturali come tumori, cisti o iperplasie e creare le basi per ulteriori decisioni terapeutiche.

Sintomi tipici e loro interpretazione

I disturbi ormonali si manifestano spesso con sintomi non specifici che richiedono un'attenta valutazione clinica. Di seguito sono riportati alcuni esempi di sintomi tipici e delle loro cause ormonali.

Esaurimento e aumento di peso

La stanchezza e l'aumento di peso sono spesso sintomi aspecifici, ma possono indicare gravi disturbi endocrini come l'ipotiroidismo o l'insufficienza surrenalica. Entrambi i disturbi sono caratterizzati da un'alterata regolazione ormonale, che può avere un impatto significativo sull'intero metabolismo, sulla produzione di energia e sul benessere generale.

L'ipotiroidismo, una ghiandola tiroidea poco attiva, è una delle cause più comuni di questa combinazione di sintomi. È causato da una ridotta produzione degli ormoni tiroidei T3 (triiodotironina) e T4 (tiroxina), che svolgono un ruolo centrale nella regolazione del metabolismo energetico, della produzione di calore e del funzionamento di quasi tutti gli organi. Una carenza di questi ormoni porta a un rallentamento del metabolismo, che può manifestarsi sotto forma di aumento di peso, anche con un consumo calorico invariato o ridotto. L'esaurimento si verifica perché il corpo ha meno energia a disposizione, il che compromette le attività fisiche e mentali. Altri sintomi di accompagnamento possono essere la sensibilità al freddo, la pelle secca, la perdita di capelli, la stitichezza e l'umore depresso. La diagnosi di laboratorio è confermata dalla determinazione dell'ormone stimolante la tiroide (TSH) e degli ormoni tiroidei liberi fT3 e fT4. Un valore elevato di TSH con contemporanea riduzione di fT3 e/o fT4 indica ipotiroidismo primario, mentre una causa centrale, come un disturbo ipofisario, può essere sospettata da altre costellazioni specifiche.

L'insufficienza surrenalica, che può essere primaria (morbo di Addison) o secondaria (legata all'ipofisi), è un'altra possibile causa di stanchezza e aumento di peso. In questa malattia, la produzione di cortisolo, un importante ormone dello stress della corteccia surrenale, è insufficiente. Il cortisolo è coinvolto in modo significativo nella regolazione dei processi metabolici, nella risposta immunitaria e nella gestione dello stress. Una carenza porta a una debolezza fisica generale e a una stanchezza cronica, poiché l'organismo non è in grado di reagire in modo adeguato allo stress fisico o psicologico. L'aumento di peso è spesso una conseguenza di processi secondari, come una maggiore ritenzione idrica dovuta a disturbi elettrolitici di accompagnamento o una ridotta mobilitazione di acidi grassi e glucosio dai depositi energetici. Inoltre, possono manifestarsi sintomi come pressione bassa, desiderio di sale, iperpigmentazione della pelle e disturbi gastrointestinali. La diagnosi viene confermata dalla misurazione del cortisolo sierico mattutino e, se necessario, da un test di stimolazione con ACTH. Un livello basso di cortisolo in combinazione con un livello elevato di ACTH indica un'insufficienza surrenalica primaria, mentre un livello normale o basso di ACTH suggerisce una causa secondaria.

La diagnosi di laboratorio è essenziale per identificare la causa dei sintomi e avviare una terapia mirata. Mentre l'ipotiroidismo viene solitamente trattato con la sostituzione dell'ormone tiroideo, come la levotiroxina, l'insufficienza surrenalica richiede la somministrazione di glucocorticoidi e, in alcuni casi, di mineralocorticoidi. La diagnosi e il trattamento precoci sono fondamentali per alleviare i sintomi ed evitare complicazioni a lungo termine.

Perdita di peso involontaria, nervosismo e palpitazioni

Perdita di peso indesiderata, nervosismo e palpitazioni sono i classici sintomi dell'ipertiroidismo, una ghiandola tiroidea iperattiva, in cui vi è una produzione eccessiva degli ormoni tiroidei triiodotironina (T3) e tiroxina (T4). Questi ormoni svolgono un ruolo centrale nella regolazione del metabolismo, della funzione cardiaca e dell'attività del sistema nervoso. Un eccesso porta a un'accelerazione di questi processi, che si manifesta con i sintomi citati.

La perdita di peso involontaria si verifica anche se l'assunzione di cibo è spesso invariata o addirittura aumentata. Ciò è dovuto all'aumento dell'attività metabolica, che comporta un maggiore consumo di energia. L'organismo brucia le riserve di grasso e spesso anche la massa muscolare per coprire l'aumentato fabbisogno energetico. Inoltre, aumenta la termogenesi, che contribuisce ad aumentare la produzione di calore e a bruciare ulteriori calorie.

Il nervosismo e l'irrequietezza interiore sono il risultato di un'eccessiva stimolazione del sistema nervoso simpatico da parte degli ormoni tiroidei. Le persone colpite spesso riferiscono una maggiore irritabilità, disturbi del sonno e una generale incapacità di rilassarsi. Questi sintomi possono avere un impatto significativo sulla qualità della vita e sono spesso il motivo per cui i pazienti si rivolgono al medico.

Le palpitazioni, note come tachicardia, sono causate dall'effetto diretto degli ormoni tiroidei sul sistema cardiovascolare. Aumentano la frequenza cardiaca, aumentano la contrattilità del muscolo cardiaco e possono portare ad aritmie cardiache come la fibrillazione atriale. Questi effetti aumentano il fabbisogno di ossigeno e di energia del cuore e, a lungo termine, possono portare a un'insufficienza cardiaca se l'ipertiroidismo non viene trattato.

La diagnosi di laboratorio è confermata dalla misurazione degli ormoni tiroidei T3 e T4 e dell'ormone stimolante la tiroide (TSH). L'ipertiroidismo è caratterizzato da livelli elevati di T3 e T4 in combinazione con un valore soppresso di TSH. Si tratta di un'espressione di feedback negativo: gli elevati livelli ormonali sopprimono il rilascio di TSH da parte dell'ipofisi. Per chiarire ulteriormente la causa, può essere utile la determinazione degli autoanticorpi tiroidei, come i TRAK (anticorpi del recettore del TSH). Questi sono spesso elevati nella malattia di Graves, la causa più comune di ipertiroidismo. In caso di noduli tiroidei o adenomi autonomi, una scintigrafia della tiroide può fornire ulteriori informazioni.

Il trattamento dell'ipertiroidismo dipende dalla causa sottostante. Le opzioni comprendono l'inibizione della sintesi degli ormoni tiroidei mediante farmaci tireostatici come il tiamazolo o il propiltiouracile, la terapia con radioiodio o l'asportazione chirurgica della ghiandola tiroidea. Misure sintomatiche come la somministrazione di beta-bloccanti possono aiutare a controllare la frequenza cardiaca e ad alleviare i sintomi nervosi. La diagnosi e il trattamento precoci sono fondamentali per alleviare i sintomi ed evitare complicazioni gravi come una crisi tireotossica.

Disturbi mestruali e infertilità

Le irregolarità mestruali e l'infertilità sono problemi comuni, spesso causati da una disregolazione degli ormoni sessuali. Questi ormoni, in particolare gli estrogeni, il progesterone, l'ormone luteinizzante (LH) e l'ormone follicolo-stimolante (FSH), sono essenziali per il ciclo femminile e la capacità riproduttiva. Un'alterazione dell'equilibrio ormonale può compromettere in modo significativo la normale funzione delle ovaie e la regolazione del ciclo mestruale.

Una disregolazione degli ormoni sessuali può manifestarsi in vari modi. Una carenza di estrogeni e progesterone può portare a un sanguinamento mestruale irregolare o assente. Una sovrapproduzione di estrogeni, spesso accompagnata da una carenza di progesterone, invece, può portare a sanguinamenti eccessivamente abbondanti o prolungati. Disturbi nella secrezione di LH e FSH, rilasciati dall'ipofisi, possono impedire o ritardare l'ovulazione, limitando fortemente la fertilità.

Una sindrome comunemente associata a irregolarità mestruali e infertilità è la sindrome dell'ovaio policistico (PCOS). La PCOS è un complesso disturbo endocrino caratterizzato da una sovrapproduzione di androgeni (ormoni maschili), insulino-resistenza e alterata maturazione dei follicoli nelle ovaie. I sintomi tipici includono cicli mestruali irregolari o assenti, cicli anovulatori (mancanza di ovulazione), aumento di peso, acne e aumento della peluria corporea (irsutismo). La disfunzione ovarica porta a un accumulo di follicoli immaturi nelle ovaie, visibili all'ecografia come le cosiddette "cisti".

La diagnosi dei disturbi mestruali e dell'infertilità inizia con un'anamnesi dettagliata e un esame fisico, seguiti da un'analisi diagnostica di laboratorio dei livelli ormonali rilevanti. Ciò include la determinazione di estrogeni, progesterone, LH, FSH, prolattina e androgeni come il testosterone, nonché degli ormoni tiroidei TSH e fT4, poiché anche la disfunzione tiroidea può causare sintomi simili. Un quoziente LH/FSH elevato può indicare la PCOS, mentre livelli elevati di prolattina possono indicare l'iperprolattinemia come causa dei disturbi del ciclo. L'insulino-resistenza, spesso presente nella PCOS, viene rilevata misurando i livelli di insulina e glucosio a digiuno o con un test di tolleranza orale al glucosio.

Oltre alla diagnostica di laboratorio, la diagnostica per immagini, in particolare l'ecografia transvaginale, fornisce informazioni importanti. Può valutare la struttura delle ovaie e identificare le caratteristiche tipiche della PCOS, come le ovaie ingrossate con cisti multiple di piccole dimensioni. Se si sospettano altre anomalie strutturali, come fibromi uterini o endometriosi, può essere necessaria una diagnostica per immagini avanzata o una laparoscopia diagnostica. Il trattamento dipende dalla causa sottostante e dalle esigenze individuali del paziente. Per la PCOS, i cambiamenti nello stile di vita, come la riduzione del peso e l'attività fisica regolare, sono l'obiettivo principale, in quanto possono migliorare la resistenza all'insulina e lo stato ormonale. Le opzioni terapeutiche comprendono la somministrazione di metformina per migliorare la resistenza all'insulina e l'uso di induttori dell'ovulazione come il clomifene o il letrozolo per promuovere l'ovulazione. Per le donne che non stanno cercando di concepire, la contraccezione ormonale con contraccettivi orali combinati può aiutare a regolare il ciclo e ad alleviare i sintomi dell'iperandrogenismo.

Nei casi causati da altre disregolazioni ormonali, è necessaria una terapia specifica, come la sostituzione ormonale per l'ipogonadismo o l'inibizione farmacologica della secrezione di prolattina per l'iperprolattinemia. Una diagnosi accurata e una terapia personalizzata sono fondamentali per alleviare i sintomi e ripristinare la fertilità, se desiderata.

Fratture ossee e debolezza muscolare

Le fratture ossee e la debolezza muscolare possono indicare disturbi ormonali che influenzano il metabolismo osseo e la forza muscolare. Le cause più comuni sono l'osteoporosi ormonale dovuta alla carenza di estrogeni, in particolare durante la menopausa, e l'iperparatiroidismo, caratterizzato da un'eccessiva produzione di ormone paratiroideo (PTH).

L'osteoporosi ormonale si sviluppa spesso in seguito a una carenza di estrogeni, come accade durante la menopausa. Gli estrogeni svolgono un ruolo centrale nel metabolismo osseo, in quanto inibiscono la disgregazione del tessuto osseo da parte degli osteoclasti e promuovono la formazione di nuovo osso da parte degli osteoblasti. La mancanza di estrogeni porta a uno squilibrio tra riassorbimento e formazione ossea, con una predominanza del riassorbimento. La conseguente diminuzione della densità ossea aumenta il rischio di fratture, in particolare nella colonna vertebrale, nelle anche e nei polsi. Clinicamente, questo si manifesta spesso sotto forma di fratture spontanee o traumatiche minori. La debolezza muscolare spesso si accompagna a questo fenomeno, poiché la carenza di estrogeni può avere un impatto negativo sul metabolismo muscolare, aumentando ulteriormente il rischio di caduta e quindi di fratture.

L'iperparatiroidismo, una ghiandola paratiroidea iperattiva, è un'altra causa significativa di fratture ossee e debolezza muscolare. Questa malattia comporta un'eccessiva secrezione di ormone paratiroideo, che regola i livelli di calcio nel sangue. Livelli cronicamente elevati di PTH favoriscono la disgregazione del tessuto osseo per rilasciare il calcio dalle ossa al sangue. Ciò comporta una riduzione della densità ossea e un indebolimento della struttura ossea, che favorisce le fratture. Inoltre, l'alterazione del metabolismo del calcio può portare a debolezza muscolare, poiché il calcio è essenziale per la contrazione muscolare. I pazienti affetti da iperparatiroidismo lamentano spesso debolezza muscolare generalizzata, affaticamento e dolore osseo diffuso.

La diagnosi di queste condizioni richiede un'attenta diagnostica di laboratorio e di imaging. Se si sospetta un'osteoporosi ormonale, la densità ossea viene misurata con la doppia assorbimetria a raggi X (DXA). Inoltre, è necessario controllare i livelli sierici di calcio, vitamina D e ormone paratiroideo per escludere un'osteoporosi secondaria dovuta, ad esempio, a una carenza di vitamina D o a un iperparatiroidismo. Una carenza di estrogeni può essere rilevata attraverso la determinazione degli ormoni sessuali, come l'estradiolo e l'FSH, soprattutto nelle donne in postmenopausa.

In caso di iperparatiroidismo, sono caratteristici gli elevati livelli sierici di calcio e i livelli elevati di PTH. Per identificare una ghiandola paratiroidea ingrossata o adenomatosa può essere necessario ricorrere alla diagnostica per immagini, come un esame ecografico o una scintigrafia delle ghiandole paratiroidi. Nei casi avanzati, le radiografie possono mostrare le tipiche alterazioni osteolitiche, i cosiddetti "tumori bruni".

La terapia dipende dalla causa sottostante. Nel caso dell'osteoporosi ormonale, l'attenzione è rivolta alla prevenzione e al trattamento della perdita ossea. Questo obiettivo può essere raggiunto attraverso la terapia ormonale sostitutiva con estrogeni o modulatori selettivi del recettore degli estrogeni (SERM). Inoltre, per inibire l'attività degli osteoclasti si utilizzano spesso bifosfonati o denosumab. È essenziale un apporto adeguato di calcio e vitamina D. Un'attività fisica regolare, soprattutto l'allenamento della forza, può rallentare la perdita ossea e migliorare la funzione muscolare.

L'iperparatiroidismo viene spesso trattato chirurgicamente, soprattutto nei casi di malattia primaria causata da un adenoma paratiroideo. Nei casi lievi o se l'intervento chirurgico non è possibile, per ridurre il livello di PTH si possono adottare misure conservative come l'ottimizzazione del bilancio di vitamina D e calcio e la somministrazione di calcimetici.

Pressione alta e disturbi elettrolitici

L'ipertensione e gli squilibri elettrolitici sono sintomi comuni che possono indicare disturbi endocrini come l'eccesso di aldosterone (sindrome di Conn) o la sovrapproduzione di cortisolo (sindrome di Cushing). Entrambi i disturbi influenzano la regolazione ormonale dell'equilibrio dei fluidi e degli elettroliti e hanno profondi effetti sul sistema cardiovascolare.

La sindrome di Conn, nota anche come iperaldosteronismo primario, è caratterizzata da un'eccessiva produzione dell'ormone aldosterone nella corteccia surrenale. L'aldosterone favorisce il riassorbimento di sodio e acqua e l'escrezione di potassio nei reni. Un eccesso porta a un aumento della ritenzione di sodio e acqua, con conseguente ipertensione (pressione alta). Allo stesso tempo, un aumento del potassio viene escreto, causando ipokaliemia. Questo disturbo elettrolitico può provocare sintomi come debolezza muscolare, affaticamento, aritmia cardiaca e, nei casi più gravi, alcalosi metabolica. L'ipertensione nella sindrome di Conn è spesso resistente al trattamento e si manifesta in giovane età, il che dovrebbe far sospettare questa causa.

La diagnosi di sindrome di Conn comprende la misurazione del quoziente aldosterone-renina (ARQ), poiché un ARQ elevato è caratteristico di questa malattia. Ulteriori esami, come il test da carico salino o la determinazione del potassio sierico, possono confermare la diagnosi. Procedure di imaging come la tomografia computerizzata (TC) o la risonanza magnetica (RM) delle ghiandole surrenali sono utilizzate per identificare adenomi o iperplasie. Il cateterismo selettivo delle vene surrenali può essere necessario per differenziare la produzione di aldosterone unilaterale da quella bilaterale.

La sindrome di Cushing è caratterizzata da un'eccessiva produzione di cortisolo, causata sia per via endogena, ad esempio da un adenoma surrenale o da una malattia ipofisaria (malattia di Cushing), sia per via esogena, ad esempio dall'uso prolungato di glucocorticoidi. Il cortisolo ha un effetto mineralocorticoide e può anche portare all'ipertensione arteriosa aumentando l'effetto dell'aldosterone nel sistema renina-angiotensina-aldosterone. Inoltre, il cortisolo influenza il metabolismo del glucosio e delle proteine, il che può portare a ulteriori sintomi come aumento di peso, distribuzione centrale del grasso, debolezza muscolare e condizioni metaboliche diabetiche. Si verificano anche disturbi elettrolitici come l'ipokaliemia, dovuta a un'aumentata escrezione di potassio.

La diagnosi di sindrome di Cushing comprende la misurazione del cortisolo sierico mattutino, del cortisolo libero nella raccolta delle urine delle 24 ore e del test di inibizione del desametasone. Un livello elevato di cortisolo nonostante il test di inibizione depone a favore della sindrome di Cushing endogena. Per localizzare la causa, si eseguono ulteriori test come la misurazione dell'ACTH, un test di stimolazione con CRH o procedure di imaging come la risonanza magnetica dell'ipofisi o la TAC delle ghiandole surrenali.

Il trattamento di questi disturbi dipende dalla causa sottostante. Nella sindrome di Conn, l'adenoma viene solitamente rimosso chirurgicamente, mentre in caso di iperplasia bilaterale si ricorre a terapie farmacologiche, ad esempio con antagonisti dell'aldosterone come lo spironolattone o l'eplerenone. Nella sindrome di Cushing, l'asportazione chirurgica del tumore produttore di ormoni, ad esempio una lesione della corteccia surrenale o un adenoma ipofisario, è l'opzione terapeutica principale. In caso di sindrome di Cushing esogena, è necessaria una riduzione graduale della dose di glucocorticoidi.

La diagnosi e il trattamento precoci sono fondamentali, in quanto l'ipertensione arteriosa e gli squilibri elettrolitici non trattati possono causare gravi complicazioni, come malattie cardiovascolari, danni renali e deragliamento metabolico. La collaborazione interdisciplinare tra endocrinologia, nefrologia e cardiologia è spesso necessaria per garantire la migliore assistenza ai pazienti.

Ruolo della genetica e dei fattori epigenetici

I fattori genetici svolgono un ruolo importante nei disturbi ormonali. Mutazioni o polimorfismi nei geni responsabili della produzione di ormoni, del metabolismo o dei recettori possono portare a disturbi endocrini. Ne sono un esempio

Malattie monogeniche

Le malattie monogeniche, causate da mutazioni in geni specifici, possono provocare disturbi ormonali rari ma gravi. Due esempi ben studiati sono la **sindrome da neoplasia endocrina multipla (MEN)** e la **sindrome adrenogenitale (AGS)**. Entrambe le malattie mostrano come una singola mutazione genetica possa avere effetti profondi sull'equilibrio ormonale e sulla funzione degli organi endocrini.

La sindrome da neoplasia endocrina multipla (MEN) comprende un gruppo di malattie genetiche causate da mutazioni nel gene RET (MEN tipo 2) o, più raramente, nel gene MEN1 (MEN tipo 1). La MEN è caratterizzata dallo sviluppo simultaneo o successivo di tumori in diversi organi produttori di ormoni. Nella MEN di tipo

2, causata da una mutazione attivante del protooncogene RET, si verificano tipicamente carcinomi midollari della tiroide, feocromocitomi e iperplasia paratiroidea. I carcinomi midollari della tiroide producono spesso calcitonina, che viene utilizzata a scopo diagnostico. Nel feocromocitoma, l'eccessiva produzione di catecolamine può causare ipertensione arteriosa e altri sintomi cardiovascolari. La MEN di tipo 1, causata da una mutazione del gene MEN1, porta spesso a tumori dell'ipofisi, delle paratiroidi e del pancreas. Le manifestazioni cliniche vanno dall'ipercalcemia dovuta all'iperparatiroidismo primario ai tumori che producono ormoni, come gli insulinomi che producono insulina o i gastrinomi che producono gastrina.

La sindrome adrenogenitale (AGS) è un gruppo di disturbi autosomici recessivi causati da mutazioni in geni che codificano per enzimi coinvolti nella sintesi degli steroidi nella corteccia surrenale. La forma più comune di AGS deriva da una mutazione nel gene CYP21A2, che codifica per la 21-idrossilasi. Questo difetto enzimatico porta a una riduzione dei livelli di cortisolo e aldosterone e a un aumento compensativo dell'ACTH, che causa una sovrapproduzione di steroidi precursori, in particolare di androgeni. Clinicamente, la forma classica di AGS si manifesta spesso nei neonati con crisi di perdita di sale, pseudo-iperandrogenismo o sviluppo genitale anomalo nelle donne. Nella forma non classica, più lieve, sintomi come irsutismo, disturbi del ciclo o infertilità possono manifestarsi solo in età avanzata.

La diagnosi dei disturbi ormonali monogenici prevede una combinazione di osservazioni cliniche, test biochimici e analisi genetiche. Nella sindrome MEN, la mutazione del gene RET o MEN1 viene rilevata mediante test genetici, che consentono anche di identificare precocemente i portatori asintomatici. Esami di screening regolari, come la misurazione della calcitonina o la diagnostica per immagini delle ghiandole surrenali e delle paratiroidi, sono essenziali per individuare i tumori in fase precoce. Nell'AGS, la diagnosi viene fatta attraverso la misurazione del 17-idrossiprogesterone nel siero, integrata da test genetici per identificare il difetto enzimatico specifico.

La terapia dipende dalla malattia specifica. Nella sindrome MEN, l'asportazione chirurgica dei tumori colpiti è la misura terapeutica più importante. La tiroidectomia profilattica è spesso raccomandata per la MEN di tipo 2, al fine di prevenire il carcinoma midollare della tiroide. Nell'AGS, la sostituzione a vita dei glucocorticoidi è necessaria per sopprimere la sovrapproduzione di ACTH e controllare l'eccesso di androgeni. Nella forma classica, è necessaria anche la sostituzione con mineralcorticoidi per compensare la perdita di sale.

La diagnosi e il trattamento precoci sono fondamentali per prevenire le complicazioni e migliorare la qualità di vita delle persone colpite. I test genetici offrono anche l'opportunità di esaminare i parenti, offrire consulenza genetica e avviare misure preventive. Le malattie monogeniche come la MEN e l'AGS sottolineano l'importanza della diagnostica genetica in endocrinologia e nella medicina personalizzata.

Influenze poligeniche

Le influenze poligeniche svolgono un ruolo centrale nello sviluppo di malattie ormonali comuni come il diabete mellito di tipo 2 e i disturbi della tiroide. Queste malattie sono multifattoriali e derivano da una complessa interazione di predisposizioni genetiche e fattori ambientali. A differenza delle malattie monogeniche, in cui una mutazione in un singolo gene scatena la malattia, le malattie poligeniche si basano sul coinvolgimento di molte varianti genetiche, ognuna delle quali ha un piccolo effetto sul rischio di malattia, ma in combinazione con altri fattori può aumentare significativamente la probabilità di sviluppare la malattia.

Le influenze poligeniche sono particolarmente ben documentate nel **diabete mellito di tipo 2**. Varianti genetiche in geni come TCF7L2, FTO, PPARG e KCNJ11 contribuiscono all'aumento del rischio influenzando processi come la secrezione di insulina, l'insulino-resistenza e il metabolismo del glucosio. Tuttavia, la predisposizione genetica spiega solo una parte del rischio, poiché anche i fattori ambientali come una dieta non sana, la mancanza di esercizio fisico, l'obesità e lo stress cronico contribuiscono in modo significativo. L'interazione tra fattori genetici e condizioni ambientali fa sì che la malattia si manifesti spesso solo più tardi nella vita, quando gli effetti cumulativi dei fattori di rischio superano una soglia. Gli approcci moderni, come gli studi di associazione genomica (GWAS), hanno identificato numerose varianti genetiche associate al diabete di tipo 2. Queste scoperte consentono una medicina personalizzata, che permette di individuare le varianti genetiche che possono essere associate al diabete. Queste scoperte rendono possibile una medicina personalizzata in cui i profili di rischio genetico possono essere utilizzati per strategie preventive e decisioni terapeutiche.

Anche le malattie della tiroide, come la **tiroidite autoimmune di Hashimoto** o la **malattia di Graves**, sono spesso caratterizzate da influenze poligeniche. Le varianti genetiche nei geni di regolazione immunitaria, come HLA-DR3, PTPN22 e CTLA4, aumentano la suscettibilità a queste malattie autoimmuni. Esse determinano una disregolazione del sistema immunitario, che provoca l'infiammazione e la distruzione del tessuto tiroideo (nella malattia di Hashimoto) o la sovrapproduzione di ormoni tiroidei (nella malattia di Graves). Fattori ambientali come la carenza o l'eccesso di iodio, il fumo, lo stress e le infezioni possono agire come fattori scatenanti o intensificanti di questi processi. Le donne sono colpite molto più frequentemente degli uomini a causa di influenze ormonali e predisposizioni genetiche.

La diagnosi di malattie con influenze poligeniche combina approcci clinici, biochimici e genetici. Per il diabete di tipo 2, ciò include la misurazione dei livelli di glucosio e di HbA1c nel sangue, nonché la registrazione del profilo di rischio individuale basato sull'anamnesi, sul peso corporeo e sui fattori dello stile di vita. Per le malattie della tiroide, vengono determinati la funzione tiroidea (TSH, fT3, fT4) e gli autoanticorpi specifici (ad es. TPO-AK, TRAK) per identificare i processi autoimmuni. I test genetici possono essere utili nella ricerca o per domande specifiche, come la valutazione del rischio in caso di storia familiare.

Gli approcci terapeutici tengono conto sia della predisposizione genetica sia dei fattori ambientali modificabili. Per il diabete di tipo 2, i cambiamenti dello stile di vita, come una dieta equilibrata, un'attività fisica regolare e la riduzione del peso, sono l'obiettivo principale. Le terapie farmacologiche, come la metformina o gli inibitori SGLT2, vengono integrate a seconda della situazione metabolica individuale. Nel caso dei disturbi della tiroide, i trattamenti mirano a normalizzare la funzione tiroidea, ad esempio sostituendo la L-tiroxina per il morbo di Hashimoto o i tireostatici e, nei casi più gravi, con misure chirurgiche per il morbo di Graves.

In sintesi, le influenze poligeniche dimostrano che molte malattie ormonali non sono attribuibili a singole mutazioni genetiche, ma sono causate dall'interazione di numerosi fattori genetici e ambientali. Queste scoperte consentono un approccio olistico alla prevenzione e alla terapia che tenga conto in egual misura delle predisposizioni genetiche e dei fattori legati allo stile di vita. I progressi della genomica e della medicina personalizzata offrono il potenziale per migliorare ulteriormente la gestione delle malattie in futuro.

Fattori epigenetici

I fattori epigenetici, come la metilazione del DNA, le modifiche degli istoni e l'effetto degli RNA non codificanti, svolgono un ruolo decisivo nella regolazione dei geni rilevanti per gli ormoni e quindi nello sviluppo e nella funzione del sistema endocrino. Queste modifiche influenzano se e come i geni vengono espressi senza alterare la sequenza del DNA sottostante. Poiché i modelli epigenetici possono essere influenzati da fattori ambientali come la dieta, lo stress, le tossine o persino lo stile di vita, essi rappresentano un'interfaccia tra la genetica e l'ambiente, particolarmente importante nei disturbi ormonali a insorgenza tardiva, come l'insulino-resistenza o i tumori ormono-dipendenti

La metilazione del DNA è una forma comune di regolazione epigenetica in cui gruppi metilici sono attaccati alle basi del DNA, in particolare alla citosina all'interno delle isole CpG. Questa modificazione porta di solito a una down-regulation dell'espressione genica. Nei geni rilevanti dal punto di vista ormonale, una metilazione deviata può avere conseguenze di vasta portata. Per esempio, una regione promotrice ipermetilata nei geni che regolano l'insulina, come il gene del recettore dell'insulina (INSR), può compromettere la sensibilità all'insulina e quindi contribuire allo sviluppo dell'insulino-resistenza, un precursore del diabete di tipo 2. Fattori ambientali come una dieta ipercalorica o la mancanza di esercizio fisico possono promuovere questi cambiamenti epigenetici e quindi aumentare il rischio di malattie metaboliche.

Le modificazioni degli istoni, come l'acetilazione, la metilazione o la fosforilazione, modificano la struttura delle fibre della cromatina e influenzano quindi l'accessibilità del DNA per il macchinario di trascrizione.

L'aumento dell'acetilazione degli istoni porta a un allentamento della cromatina e promuove l'espressione genica, mentre la metilazione degli istoni può avere un effetto attivante o repressivo, a seconda della posizione della modifica. Nei tumori ormono-dipendenti, come il cancro al seno o alla prostata, le modificazioni istoniche anomale possono alterare l'espressione dei geni coinvolti nella crescita e nella differenziazione cellulare. Ad esempio, i geni soppressori di tumori vengono downregolati, mentre gli oncogeni vengono attivati, favorendo la crescita del tumore.

I cambiamenti epigenetici sono spesso reversibili, il che li rende un bersaglio promettente per l'intervento terapeutico. Nel trattamento del cancro, farmaci come gli inibitori della DNA metiltransferasi (ad esempio, l'acacitidina) e gli inibitori dell'istone deacetilasi (ad esempio, il vorinostat) vengono già utilizzati per normalizzare i modelli epigenetici. In futuro, questi approcci potrebbero essere utilizzati anche per altri disturbi ormonali, ad esempio riattivando i geni silenziati nei disturbi metabolici.

Un aspetto fondamentale delle modificazioni epigenetiche è la loro trasferibilità alle generazioni successive. Gli studi dimostrano che i modelli epigenetici influenzati da fattori ambientali possono essere parzialmente ereditati durante lo sviluppo delle cellule germinali. Ciò significa che la dieta, il livello di stress o l'esposizione alle tossine di una persona possono influenzare la salute della sua prole. Questo meccanismo, noto come epigenetica transgenerazionale, potrebbe spiegare la crescente prevalenza di disturbi ormonali nelle società moderne.

La ricerca sui fattori epigenetici apre nuove prospettive per la prevenzione e il trattamento dei disturbi ormonali. Interventi mirati sullo stile di vita, come una dieta equilibrata, la riduzione dello stress e l'evitamento di sostanze tossiche, potrebbero influenzare positivamente i cambiamenti epigenetici e ridurre il rischio di malattie come l'insulino-resistenza o i tumori ormono-dipendenti. In futuro, i marcatori epigenetici potrebbero anche servire come strumenti diagnostici per valutare il rischio individuale di alcuni disturbi ormonali e sviluppare approcci personalizzati di prevenzione o terapia.

Tipi di ormoni in terapia

Nella terapia medica, gli ormoni vengono utilizzati per bilanciare gli squilibri ormonali, modulare i processi fisiologici o trattare malattie specifiche. I tipi di ormoni utilizzati in terapia possono essere suddivisi in diverse categorie, a seconda della loro struttura chimica e della loro funzione.

Ormoni steroidei

Gli ormoni steroidei sono sintetizzati a partire dal colesterolo e sono caratterizzati dalla loro struttura lipofila, che consente loro di attraversare le membrane cellulari e di legarsi intracellularmente ai recettori.

Estrogeni e progesterone

Gli estrogeni e il progesterone sono ormoni sessuali essenziali che svolgono un ruolo centrale nell'organismo femminile e sono utilizzati in vari contesti medici. Sono spesso utilizzati nella terapia ormonale sostitutiva (TOS), nei contraccettivi orali e nella medicina della fertilità per regolare i processi ormonali e trattare alcune patologie.

Nella **terapia ormonale sostitutiva (TOS)**, gli estrogeni e il progesterone vengono utilizzati per alleviare i sintomi della menopausa causati dal naturale calo della produzione ormonale nelle ovaie. I sintomi tipici includono vampate di calore, disturbi del sonno, secchezza vaginale e sbalzi d'umore. Gli estrogeni aiutano a ridurre questi sintomi bilanciando i livelli ormonali e attenuando i cambiamenti causati dalla carenza ormonale. Spesso viene aggiunto il progesterone per ridurre al minimo il rischio di iperplasia endometriale che può derivare dai soli estrogeni. Inoltre, la terapia ormonale sostitutiva ha un effetto positivo sulla salute delle ossa, in quanto gli estrogeni inibiscono il riassorbimento osseo, riducendo così il rischio di osteoporosi e fratture.

Nonostante questi benefici, la terapia ormonale sostitutiva deve essere valutata attentamente, in quanto può essere associata a rischi quali l'aumento del rischio di cancro al seno e di trombosi. La scelta dei preparati ormonali, i dosaggi e la durata della terapia devono essere adattati individualmente alle esigenze e ai rischi per la salute della paziente.

I componenti principali dei **contraccettivi orali** sono gli estrogeni e il progesterone, che vengono utilizzati in combinazione o come preparazioni a base di soli progestinici. I contraccettivi orali combinati agiscono inibendo l'ovulazione, ispessendo il muco cervicale e modificando il rivestimento dell'utero, rendendo più difficile la fecondazione e l'impianto. Questi preparati non solo offrono una protezione affidabile contro le gravidanze indesiderate, ma possono anche alleviare disturbi ormonali come dismenorrea, acne o sintomi premestruali. I preparati a base di soli progestinici, come la minipillola, sono un'alternativa per le donne che non tollerano gli estrogeni o per le quali gli estrogeni sono controindicati per motivi di salute, ad esempio in caso di aumentato rischio di trombosi.

Nella medicina della fertilità, gli estrogeni e il progesterone sono utilizzati specificamente per regolare il ciclo mestruale e preparare l'utero a una possibile gravidanza. Gli estrogeni aiutano a costruire il rivestimento dell'utero (endometrio), mentre il progesterone stabilizza il rivestimento dopo l'ovulazione e lo prepara all'impianto di un ovulo fecondato. Nelle tecnologie di riproduzione assistita, come la fecondazione in vitro (FIV), il progesterone viene spesso integrato nella fase luteale per preparare in modo ottimale l'endometrio all'impianto dell'embrione e favorire una gravidanza precoce. Nelle donne con disturbi ormonali che influenzano il ciclo mestruale, la somministrazione di questi ormoni può aumentare le probabilità di successo della gravidanza.

Oltre a queste applicazioni, gli estrogeni e il progesterone svolgono un ruolo anche in altre aree mediche. Ad esempio, sono utilizzati nel trattamento di malattie ormono-dipendenti come l'endometriosi o la sindrome dell'ovaio policistico (PCOS) per regolare i livelli ormonali e alleviare i sintomi.

Nel complesso, gli estrogeni e il progesterone sono ormoni indispensabili in ginecologia ed endocrinologia. Tuttavia, il loro uso versatile richiede un'attenta considerazione dei benefici e dei rischi, poiché possono avere effetti collaterali o conseguenze a lungo termine diversi a seconda della paziente e dell'indicazione. I progressi della medicina personalizzata consentono di adattare le terapie in modo sempre più preciso alle esigenze individuali e ai profili di salute delle donne.

Testosterone

Il testosterone è il principale ormone sessuale maschile che svolge un ruolo importante per la salute fisica e mentale di uomini e donne. Nella pratica medica, il testosterone è utilizzato principalmente nel trattamento dell'ipogonadismo maschile e nella terapia ormonale sostitutiva per gli uomini transgender.

Nell'**ipogonadismo**, una condizione in cui i testicoli non producono abbastanza testosterone, la mancanza di questo ormone può portare a una serie di sintomi, tra cui la riduzione della massa muscolare, la riduzione della densità ossea, la perdita della libido, la disfunzione erettile, la stanchezza e l'umore depresso. Le cause dell'ipogonadismo possono essere primarie (per esempio, dovute a insufficienza testicolare) o secondarie (per esempio, dovute a disturbi dell'asse ipotalamo-ipofisi). La diagnosi viene effettuata misurando il testosterone totale nel siero, integrato dalla determinazione di LH e FSH, al fine di differenziare la causa.

La terapia sostitutiva del testosterone (TRT) è il trattamento standard per gli uomini con carenza di testosterone clinicamente rilevante. L'obiettivo della terapia è portare i livelli sierici di testosterone nell'intervallo fisiologico normale e alleviare i sintomi della carenza. Il testosterone viene somministrato in varie forme, tra cui gel transdermici, cerotti, iniezioni intramuscolari, impianti sottocutanei e preparazioni orali. La scelta del preparato dipende dalle preferenze individuali del paziente e dalla cinetica di rilascio desiderata. La TRT può aumentare la massa e la forza muscolare, migliorare la libido e la funzione sessuale, aumentare la densità ossea e avere effetti positivi sull'umore e sui livelli di energia. Tuttavia, è essenziale un monitoraggio regolare poiché la terapia comporta dei rischi, tra cui un possibile aumento dell'ematocrito, un peggioramento dell'apnea ostruttiva del sonno e effetti potenzialmente negativi sulla prostata.

Il testosterone è anche un componente centrale della **terapia ormonale sostitutiva per gli uomini transgender**. In questo contesto, il testosterone viene utilizzato per promuovere lo sviluppo di caratteristiche sessuali secondarie maschili, tra cui una voce più profonda, la crescita della barba, l'aumento dei peli sul corpo e l'incremento della massa muscolare. Allo stesso tempo, sopprime le mestruazioni e porta a un cambiamento a lungo termine della distribuzione del grasso corporeo verso un modello maschile. La terapia viene solitamente effettuata con gel transdermici o iniezioni intramuscolari, il cui dosaggio viene regolato individualmente per raggiungere livelli sierici di testosterone nell'intervallo di riferimento maschile a . L'uso a lungo termine richiede un attento monitoraggio per ridurre al minimo i possibili effetti collaterali, come dislipidemia, poliglobulia o rischi cardiovascolari.

Inoltre, il testosterone è importante in altri contesti medici. Negli uomini anziani con ipogonadismo legato all'età, spesso definito "ipogonadismo ad esordio tardivo", la TRT è oggetto di un dibattito controverso. Mentre alcuni studi mostrano un miglioramento della qualità della vita e della funzione fisica, la sicurezza a lungo termine di questa terapia, in particolare per quanto riguarda i rischi cardiovascolari e oncologici, non è ancora stata chiarita in modo definitivo.

In sintesi, il testosterone è un ormone essenziale il cui uso terapeutico richiede una diagnostica mirata e un attento monitoraggio. Sebbene il trattamento per l'ipogonadismo o nella medicina transgender possa offrire benefici significativi, una valutazione individuale dei rischi e dei benefici è fondamentale per ottimizzare la terapia e ridurre al minimo i potenziali effetti collaterali. I progressi dell'endocrinologia e della medicina personalizzata stanno contribuendo a migliorare ulteriormente l'efficacia e la sicurezza della terapia con testosterone.

Corticosteroidi (ad es. cortisolo, prednisone)

I corticosteroidi, come il cortisolo e i preparati sintetici come il prednisone, sono potenti ormoni steroidei utilizzati nel trattamento di numerose malattie infiammatorie e autoimmuni. Agiscono inibendo la risposta immunitaria e riducendo i processi infiammatori, sopprimendo l'espressione dei geni pro-infiammatori e promuovendo le proteine anti-infiammatorie. Queste proprietà li rendono indispensabili nel trattamento di malattie come l'artrite reumatoide, l'asma, il lupus eritematoso e le malattie infiammatorie intestinali. Nella medicina dei trapianti, i corticosteroidi prevengono il rigetto dell'organo, mentre nei disturbi endocrinologici come il morbo di Addison sostituiscono la mancata produzione naturale di cortisolo. Nonostante la loro efficacia, l'uso a lungo termine o ad alte dosi comporta rischi come l'aumento di peso, l'ipertensione, l'osteoporosi, il diabete, la debolezza muscolare e la predisposizione alle infezioni.

Possono verificarsi anche cambiamenti psicologici e soppressione dell'asse ipotalamo-ipofisi-surrene, motivo per cui è necessario sospendere gradualmente la terapia. I moderni corticosteroidi di sintesi consentono un'applicazione più precisa attraverso diversi dosaggi e forme di somministrazione, che possono ridurre gli effetti collaterali sistemici. La ricerca è alla ricerca di sostanze più selettive per ottimizzare ulteriormente l'equilibrio tra efficacia e rischio di effetti collaterali. I corticosteroidi rimangono farmaci essenziali, ma richiedono un'attenta personalizzazione in base alle esigenze individuali per garantire il massimo beneficio con il minimo rischio.

Ormoni peptidici

Gli ormoni peptidici sono costituiti da catene di aminoacidi e sono solubili in acqua. Si legano a recettori di membrana e attivano vie di segnalazione intracellulare.

Insulina

L'insulina è un ormone vitale che svolge un ruolo centrale nel trattamento del diabete mellito. Serve a regolare i livelli di zucchero nel sangue e quindi a stabilizzare l'equilibrio del glucosio nell'organismo. L'insulina favorisce l'assorbimento del glucosio nelle cellule e abbassa la glicemia modulando l'immagazzinamento del glucosio nel fegato e il metabolismo dei grassi e delle proteine. In terapia, l'insulina viene somministrata in varie forme che vengono adattate alle esigenze individuali del paziente. Le insuline a breve durata d'azione vengono utilizzate prima dei pasti per controllare i picchi glicemici postprandiali, mentre quelle a lunga durata d'azione garantiscono un effetto basale costante per diverse ore o per tutto il giorno. Le insuline moderne sono spesso basate su molecole geneticamente modificate, identiche a quelle umane, che consentono un controllo e un dosaggio precisi, riducendo al minimo il rischio di effetti collaterali, come l'ipoglicemia. Questi ulteriori sviluppi non solo migliorano il controllo della glicemia, ma anche la qualità di vita dei pazienti, in quanto consentono una terapia più personalizzata e flessibile. L'insulina rimane quindi indispensabile per il trattamento del diabete di tipo 1 e degli stadi avanzati del diabete di tipo 2.

Ormoni della crescita (somatropina)

Gli ormoni della crescita (somatropina) sono ormoni peptidici essenziali utilizzati nel trattamento di bambini con deficit dell'ormone della crescita e di adulti con disfunzioni ipofisarie. Svolgono un ruolo centrale nella regolazione della crescita e del metabolismo, promuovendo la proliferazione, la differenziazione e la rigenerazione cellulare. Nei bambini con deficit di ormone della crescita, l'ormone viene utilizzato per stimolare la crescita longitudinale e consentire un normale sviluppo fisico. Negli adulti che soffrono di carenza di ormone della crescita dovuta a disfunzioni ipofisarie, viene utilizzato per migliorare la composizione corporea, aumentare la massa muscolare e ridurre il tessuto adiposo. L'ormone della crescita sostiene anche la sintesi proteica, promuovendo la sintesi degli aminoacidi in proteine, e contribuisce a mantenere la densità ossea e a regolare il metabolismo energetico. Le terapie moderne utilizzano ormoni della crescita geneticamente modificati e ricombinanti, biologicamente identici all'ormone umano, il che consente un trattamento preciso ed efficace. Tuttavia, il loro utilizzo richiede un attento monitoraggio, poiché possono verificarsi effetti collaterali come dolori articolari, edema o insulino-resistenza. Gli ormoni della crescita sono una parte indispensabile del trattamento del deficit di ormone della crescita e offrono ai pazienti affetti un miglioramento significativo della qualità della vita e della funzione fisica.

Glucagone

Il glucagone è un ormone vitale utilizzato in medicina d'urgenza per trattare le crisi ipoglicemiche. Agisce stimolando il rilascio di glucosio dalle scorte di glicogeno del fegato, aumentando rapidamente i livelli di glucosio nel sangue. Il glucagone si lega a recettori specifici sulle cellule epatiche e attiva la glicogenolisi, in cui il glicogeno immagazzinato viene convertito in glucosio e rilasciato nel sangue. Allo stesso tempo, promuove la gluconeogenesi, cioè la nuova sintesi di glucosio da precursori non glucidici, che favorisce un aumento sostenuto dei livelli di zucchero nel sangue. Viene tipicamente somministrato come iniezione intramuscolare o sottocutanea ed è particolarmente efficace nei pazienti con ipoglicemia grave che non sono più in grado di ingerire carboidrati per via orale. Il glucagone è un'opzione terapeutica essenziale, soprattutto per i diabetici trattati con insulina, e può risolvere rapidamente condizioni pericolose per la vita. Le moderne forme di dosaggio, come le siringhe preriempite o le applicazioni nasali, ne facilitano l'uso e contribuiscono a rendere il trattamento sicuro ed efficace, anche per i non professionisti.

Eritropoietina (EPO)

L'ormone peptidico eritropoietina (EPO) è utilizzato per trattare l'anemia, in particolare nei pazienti con insufficienza renale cronica. L'eritropoietina è prodotta fisiologicamente nei reni e svolge un ruolo centrale nella regolazione dell'eritropoiesi, stimolando la formazione e la maturazione dei globuli rossi nel midollo osseo. Nell'insufficienza renale cronica, la produzione di eritropoietina è spesso ridotta, con conseguente anemia, che si manifesta con affaticamento, debolezza e riduzione delle prestazioni. La somministrazione terapeutica di eritropoietina ricombinante corregge la carenza ormonale, aumenta la concentrazione di emoglobina e migliora l'apporto di ossigeno ai tessuti. L'eritropoietina viene somministrata per via sottocutanea o endovenosa ed è utile anche per altre cause di anemia, come quella indotta dalla chemioterapia. La terapia richiede un attento monitoraggio, poiché un aumento eccessivo dell'emoglobina è associato a un aumento del rischio di eventi tromboembolici e di ipertensione. L'eritropoietina è una componente essenziale del moderno trattamento dell'anemia e contribuisce in modo significativo a migliorare la qualità di vita dei pazienti affetti.

Ormoni tiroidei

Gli ormoni tiroidei, in particolare la tiroxina (T4) e la triiodotironina (T3), svolgono un ruolo centrale nel metabolismo.

Levotiroxina (T4 sintetico)

La levotiroxina, analogo sintetico dell'ormone tiroideo tiroxina (T4), è il farmaco standard per il trattamento dell'ipotiroidismo. Sostituisce o integra la produzione inadeguata di ormoni tiroidei e ripristina così la normale funzione tiroidea. Dopo la somministrazione orale, la levotiroxina viene convertita nell'organismo in triiodotironina (T3), la forma biologicamente attiva dell'ormone che esercita effetti metabolici e regolatori sui tessuti bersaglio.

Grazie alla sua lunga emivita di circa sette giorni, la levotiroxina è adatta a garantire livelli ormonali stabili nel sangue. Il dosaggio viene regolato individualmente in base ai valori di TSH e al livello di T4 libero, che vengono monitorati regolarmente per evitare sotto o sovradosaggi. Il farmaco viene solitamente assunto al mattino a stomaco vuoto, poiché l'assorbimento può essere compromesso dal cibo o da alcuni farmaci.

Viene utilizzato principalmente per trattare l'ipotiroidismo primario causato da malattie come la tiroidite di Hashimoto o in seguito all'asportazione chirurgica della ghiandola tiroidea. Si usa anche per l'ipotiroidismo secondario, quando l'ipofisi o l'ipotalamo sono colpiti. Al dosaggio corretto, la levotiroxina normalizza le funzioni metaboliche, allevia sintomi quali stanchezza, aumento di peso e sensibilità al freddo e migliora significativamente la qualità di vita del paziente. La terapia è considerata sicura e ben tollerata, ma richiede un utilizzo a lungo termine, spesso per tutta la vita.

Liotironina (T3 sintetica)

La liotironina, un analogo sintetico dell'ormone tiroideo triiodotironina (T3), viene utilizzata in alcuni casi per trattare i disturbi della tiroide. Rispetto alla levotiroxina (T4), la liotironina ha un'emivita significativamente più breve, di circa 24 ore, che richiede un'assunzione più frequente e può portare a maggiori fluttuazioni dei livelli ormonali.

A causa di queste proprietà, la liotironina viene utilizzata meno frequentemente come monoterapia. Viene utilizzata soprattutto nei pazienti che continuano a manifestare sintomi di ipotiroidismo nonostante dosi ottimali di levotiroxina, in quanto la T3 è la forma attiva dell'ormone che agisce direttamente sui tessuti bersaglio. In questi casi, viene spesso utilizzato in terapie combinate con la T4 per ottenere un apporto più equilibrato di ormoni tiroidei.

La liotironina viene utilizzata anche in situazioni cliniche particolari, ad esempio nel coma mixedemico, una rara complicanza dell'ipotiroidismo che mette a rischio la vita del paziente. In queste emergenze, il rapido effetto della T3 consente un rapido miglioramento delle condizioni del paziente. Può anche essere utilizzato temporaneamente per normalizzare i livelli ormonali nei pazienti che si preparano alla terapia con radioiodio o che necessitano di una terapia soppressiva.

L'uso della liotironina richiede un attento monitoraggio, poiché un sovradosaggio può facilmente portare a sintomi di ipertiroidismo come palpitazioni, irrequietezza o insonnia. Nonostante le indicazioni più limitate, rimane un farmaco prezioso in endocrinologia, soprattutto per i pazienti con esigenze terapeutiche specifiche.

Farmaci antitiroidei

Gli antitiroidei, come il metimazolo e il propiltiouracile, sono farmaci essenziali per il trattamento dell'ipertiroidismo. Agiscono inibendo la produzione di ormoni tiroidei bloccando l'enzima tireoperossidasi, coinvolto nella iodinazione dei residui di tirosina e nella sintesi di T3 e T4. Il propiltiouracile ha l'ulteriore capacità di inibire la conversione periferica di T4 in T3, il che lo rende particolarmente utile in situazioni acute come le crisi tireotossiche.

Questi farmaci sono utilizzati principalmente nelle malattie da ipertiroidismo, come la malattia di Graves, per controllare la sovrapproduzione di ormoni tiroidei. Sono spesso utilizzati come opzione di trattamento iniziale, in particolare nei pazienti che non sono adatti alla terapia con radioiodio o al trattamento chirurgico, o come preparazione a queste procedure. La durata del trattamento è di solito compresa tra 12 e 18 mesi, con controlli regolari della funzionalità tiroidea per regolare il dosaggio e prevenire lo sviluppo di ipotiroidismo.

I farmaci antitiroidei sono generalmente ben tollerati, ma possono causare effetti collaterali come eruzioni cutanee, dolori articolari o disturbi gastrointestinali. Complicazioni più gravi, come l'agranulocitosi (grave riduzione dei globuli bianchi) o l'epatotossicità, sono rare ma richiedono l'immediata interruzione della terapia e l'intervento medico. Il propiltiouracile è di solito preferito solo quando il metimazolo non è adatto, ad esempio durante il primo trimestre di gravidanza, a causa del suo rischio più elevato di danni al fegato.

I farmaci antitiroidei rimangono una componente centrale nel trattamento dell'ipertiroidismo, offrono un controllo efficace della malattia e permettono di stabilizzare la funzione tiroidea senza misure invasive. Tuttavia, il loro utilizzo richiede un attento monitoraggio per riconoscere precocemente gli effetti collaterali e rendere la terapia sicura ed efficace.

Ormoni sintetici e bioidentici

L'ulteriore sviluppo della terapia ormonale sostitutiva ha portato a distinguere tra ormoni sintetici e bioidentici.

Ormoni sintetici

Gli ormoni sintetici sono composti prodotti chimicamente che sono identici agli ormoni naturali o sono stati modificati per migliorarne le proprietà farmacologiche. Sono ampiamente utilizzati in medicina, ad esempio nella contraccezione, nella terapia ormonale sostitutiva o nel trattamento di malattie ormono-dipendenti. Un esempio ben noto è l'etinilestradiolo, un estrogeno modificato, contenuto in molti contraccettivi orali. L'introduzione di un gruppo etinile nella struttura molecolare aumenta la stabilità contro la degradazione metabolica e migliora la biodisponibilità, in modo che sia necessaria una dose inferiore per ottenere un efficace controllo dei livelli ormonali.

Tali modifiche chimiche possono anche conferire agli ormoni sintetici una maggiore durata d'azione, che può estendere gli intervalli di trattamento e migliorare la compliance. Ad esempio, nella pratica clinica si utilizzano analoghi dell'insulina a lunga durata d'azione o preparazioni depot di progestinici sintetici per garantire un effetto continuo e stabile. Allo stesso tempo, gli ormoni sintetici consentono di influenzare recettori specifici in modo mirato, in modo da potenziare determinati effetti o minimizzare quelli indesiderati.

Tuttavia, gli ormoni sintetici possono anche causare effetti collaterali specifici derivanti dalla loro struttura modificata. L'etinilestradiolo, ad esempio, aumenta il rischio di trombosi in alcune donne a causa della sua influenza sul metabolismo dei fattori della coagulazione. Problemi simili si presentano con altri ormoni sintetici, i cui effetti a lungo termine sull'organismo possono variare da individuo a individuo.

Lo sviluppo degli ormoni sintetici ha fatto progredire in modo significativo la medicina moderna, in quanto consente di personalizzare con precisione gli ormoni in base alle esigenze terapeutiche. Tuttavia, il loro utilizzo richiede un'attenta considerazione dei benefici e dei rischi, nonché un dosaggio personalizzato per garantire un trattamento efficace e sicuro. La ricerca è costantemente impegnata a migliorare gli ormoni sintetici per aumentarne l'efficacia e ridurre ulteriormente i potenziali effetti collaterali.

Ormoni bioidentici

Gli ormoni bioidentici sono ormoni prodotti sinteticamente la cui struttura molecolare è identica a quella degli ormoni dell'organismo. Di solito vengono sintetizzati a partire da precursori vegetali come la diosgenina, che si ottiene dall'igname o dalla soia, e convertiti chimicamente in sostanze come estrogeni, progesterone o testosterone. Grazie alla loro struttura identica, possono legarsi ai recettori ormonali naturali e scatenare effetti fisiologici simili a quelli degli ormoni dell'organismo.

I sostenitori degli ormoni bioidentici sottolineano che queste sostanze sono meglio tollerate e hanno un effetto più naturale, in quanto vengono metabolizzate nello stesso modo degli ormoni dell'organismo. Sono spesso utilizzati nella terapia ormonale sostitutiva (TOS) delle donne in menopausa per alleviare sintomi quali vampate di calore, disturbi del sonno e sbalzi d'umore, nonché nel trattamento di carenze ormonali negli uomini o di disturbi endocrini.

Nonostante i vantaggi, l'uso degli ormoni bioidentici presenta delle sfide. Uno dei principali punti critici è la mancanza di standardizzazione, in particolare nel caso di formulazioni prodotte individualmente e preparate in farmacia (le cosiddette "compounding pharmacies"). Queste preparazioni non sono sempre soggette agli stessi rigidi requisiti normativi delle preparazioni ormonali convenzionali, il che può portare a fluttuazioni nel dosaggio e a potenziali rischi per la sicurezza. Inoltre, gli ormoni bioidentici sono spesso più costosi delle alternative sintetiche, il che può limitarne la disponibilità e l'accesso.

Le prove scientifiche che dimostrano chiaramente i vantaggi degli ormoni bioidentici rispetto a quelli sintetici sono limitate. Tuttavia, rappresentano una valida opzione per i pazienti che preferiscono la terapia con ormoni nature-identical o che sperimentano effetti collaterali con i preparati convenzionali. Un attento monitoraggio della terapia e l'aggiustamento del dosaggio individuale sono essenziali per massimizzare l'efficacia e minimizzare i rischi. Ulteriori ricerche sugli ormoni bioidentici potrebbero aiutare a comprendere meglio la loro sicurezza ed efficacia e a stabilire opzioni di trattamento standardizzate.

Importanza degli ormoni nella terapia

La diversità degli ormoni in terapia apre numerose possibilità per il trattamento mirato di un'ampia gamma di quadri clinici, in quanto possono intervenire in quasi tutti i processi regolatori centrali dell'organismo. Gli ormoni steroidei, come gli estrogeni, il progesterone, il testosterone e i glucocorticoidi, sono componenti indispensabili della medicina moderna e trovano largo impiego nella terapia ormonale sostitutiva, in oncologia e nell'immunomodulazione. Vengono utilizzati, ad esempio, per alleviare i sintomi della menopausa, come le vampate di calore e l'osteoporosi, per rimediare ai sintomi della carenza di testosterone o per sopprimere la risposta immunitaria in malattie infiammatorie e autoimmuni come l'artrite reumatoide o l'asma. Il loro ampio spettro d'azione li rende indispensabili in molti ambiti, ma richiede un dosaggio e un monitoraggio precisi, in quanto possono anche essere associati a effetti collaterali come un aumento del rischio di trombosi, disturbi metabolici o soppressione dei sistemi di produzione ormonale dell'organismo.

Gli ormoni peptidici, come l'insulina, il glucagone o l'eritropoietina, sono essenziali nella regolazione dei processi metabolici e nel supporto delle funzioni fisiologiche. L'insulina svolge un ruolo centrale nel trattamento del diabete mellito, dove normalizza il metabolismo del glucosio e previene complicazioni potenzialmente letali come la chetoacidosi. Il glucagone è usato in situazioni di emergenza per trattare l'ipoglicemia grave, mentre l'eritropoietina è usata nell'anemia, in particolare nell'insufficienza renale cronica, per promuovere la formazione di eritrociti nel midollo osseo. Questi ormoni hanno il potenziale di salvare la vita e sono esempi del controllo preciso dei processi dell'organismo attraverso interventi ormonali.

Gli ormoni tiroidei, come la levotiroxina e la liotironina, sono indispensabili in endocrinologia, in quanto costituiscono la base per il trattamento dell'ipotiroidismo e dell'ipertiroidismo. Nell'ipotiroidismo, la levotiroxina sostituisce il T4 mancante e viene convertita in T3 nell'organismo, normalizzando il metabolismo e la qualità di vita del paziente. In situazioni particolari, come crisi tiroidee acute o esigenze ormonali speciali, viene utilizzata anche la liotironina ad azione rapida. La regolazione dei livelli di ormoni tiroidei è fondamentale, poiché sia una carenza che un eccesso possono avere gravi effetti sull'intero organismo.

Gli ormoni sintetici e quelli bioidentici ampliano notevolmente lo spettro terapeutico, consentendo un trattamento più personalizzato. Gli ormoni sintetici, come l'etinilestradiolo nelle pillole contraccettive, offrono vantaggi grazie a modifiche chimiche come una migliore biodisponibilità, una maggiore durata d'azione o un legame mirato con i recettori, che ne aumentano l'efficacia. Gli ormoni bioidentici, invece, strutturalmente identici agli ormoni propri dell'organismo, sono spesso percepiti come più naturali e meglio tollerati, in quanto subiscono le stesse vie metaboliche degli ormoni endogeni. La loro produzione a partire da precursori vegetali, come la diosgenina dalle radici dell'igname, consente una precisa personalizzazione in base alle esigenze fisiologiche del paziente. Tuttavia, gli ormoni bioidentici sono spesso più costosi e non sempre standardizzati, il che richiede un'attenta valutazione del loro utilizzo.

La scelta dell'ormone appropriato e della sua forma di somministrazione si basa sempre sulla diagnosi specifica, sulle esigenze individuali del paziente e su un'accurata valutazione dei rischi e dei benefici. I preparati ormonali possono essere somministrati per via orale, sottocutanea, endovenosa, transdermica o intramuscolare, a seconda della durata d'azione desiderata, del sito d'azione e della tollerabilità. I progressi della ricerca e dello sviluppo medico hanno migliorato costantemente la sicurezza e l'efficacia delle terapie ormonali. Ciò include lo sviluppo di preparati depot a lunga durata d'azione, l'ottimizzazione dei preparati combinati e l'introduzione di nuovi sistemi di somministrazione che consentono una terapia più personalizzata e conveniente.

La terapia ormonale è una parte indispensabile della medicina moderna, in quanto consente un controllo preciso dei processi corporei e può trattare efficacemente una varietà di malattie. L'ampia gamma di applicazioni, dall'endocrinologia e oncologia alla medicina metabolica, dimostra il suo enorme potenziale. I progressi della ricerca e l'ulteriore sviluppo degli ormoni sintetici e bioidentici contribuiranno anche in futuro ad ampliare le opzioni terapeutiche e a migliorare ulteriormente la qualità di vita dei pazienti.

Parte II: Applicazione delle terapie ormonali

Terapia ormonale in ginecologia

La terapia ormonale (HT) svolge un ruolo centrale nella pratica ginecologica, in particolare nel trattamento dei sintomi associati ai cambiamenti ormonali come la menopausa. Comporta l'uso mirato di ormoni per compensare le carenze endocrine o per modulare i processi fisiologici. La forma più comune di HT in ginecologia è la terapia ormonale sostitutiva (TOS), utilizzata principalmente per trattare i sintomi della menopausa e della perimenopausa.

Sintomi della menopausa e della perimenopausa

La menopausa, definita come la cessazione permanente delle mestruazioni dovuta alla cessazione della funzione ovarica, è accompagnata da un significativo cambiamento ormonale. Il calo dei livelli di estrogeni e progesterone che ne consegue può causare una serie di sintomi che possono influire significativamente sul benessere e sulla qualità della vita delle donne colpite.

I sintomi tipici sono

- **Disturbi vasomotori**: Vampate di calore e sudorazioni notturne, che sono i motivi più comuni per cui si ricorre alla terapia ormonale sostitutiva.

- **Sintomi psicologici**: disturbi del sonno, irritabilità, umore depresso e problemi di concentrazione.
- **Disturbi urogenitali**: Secchezza vaginale, dispareunia e frequenti infezioni delle vie urinarie dovute ad alterazioni atrofiche della mucosa.
- **Disturbi ossei e muscolari**: L'aumento del riassorbimento osseo in caso di terapia ormonale sostitutiva comporta un rischio di osteoporosi e fratture.
- **Sintomi cardiovascolari**: alterazioni del metabolismo lipidico e aumento del rischio cardiovascolare.

La fase perimenopausale, la fase di transizione verso la menopausa, è particolarmente caratterizzata da fluttuazioni ormonali che possono esacerbare questi sintomi.

Terapia ormonale sostitutiva (TOS): Indicazioni, benefici e rischi

La terapia ormonale sostitutiva (TOS) è una componente centrale del trattamento dei sintomi della menopausa e viene utilizzata in particolare per alleviare i sintomi causati dal calo della produzione di estrogeni durante la menopausa. Le indicazioni più importanti includono il sollievo dai disturbi vasomotori, come le vampate di calore e le sudorazioni notturne, e dai sintomi psicologici, come i disturbi del sonno, l'irritabilità e la depressione. Questi sintomi possono avere un notevole impatto sulla qualità della vita, il che significa che una terapia mirata può migliorare significativamente il benessere di molte donne.

Un'altra importante indicazione per la terapia ormonale sostitutiva è il trattamento dell'atrofia urogenitale. La carenza di estrogeni durante la menopausa spesso porta ad alterazioni atrofiche delle mucose vaginali e uretrali, che possono causare sintomi come secchezza vaginale, dispareunia e infezioni ricorrenti del tratto urinario. In questi casi, la terapia ormonale sostitutiva può essere utilizzata sia a livello locale che sistemico, preferendo l'applicazione locale per ridurre al minimo i rischi sistemici.

La prevenzione dell'osteoporosi è un'altra indicazione importante. Dopo la menopausa, aumenta il rischio di perdita di massa ossea e di fratture associate, in particolare a livello della colonna vertebrale e delle anche. La terapia ormonale sostitutiva si è dimostrata una misura efficace per ridurre questo rischio, in quanto ha un effetto positivo sul metabolismo osseo e mantiene la densità ossea. La terapia ormonale sostitutiva è indicata anche per le donne con insufficienza ovarica primaria, per compensare le carenze ormonali che possono portare non solo ai sintomi della menopausa, ma anche a rischi per la salute a lungo termine.

I benefici della terapia ormonale sostitutiva risiedono principalmente nel miglioramento della qualità di vita.

L'attenuazione di sintomi quali vampate di calore, disturbi del sonno e disturbi psicologici consente alle donne colpite di affrontare meglio la vita quotidiana. Inoltre, la terapia ormonale sostitutiva contribuisce alla salute delle ossa, riducendo significativamente il rischio di fratture osteoporotiche. Un altro potenziale beneficio è la protezione dalle malattie cardiovascolari, soprattutto se la terapia ormonale sostitutiva viene iniziata precocemente in perimenopausa. Tuttavia, questi effetti protettivi sul sistema cardiovascolare dipendono dai tempi di inizio della terapia e richiedono ulteriori ricerche.

Nonostante i numerosi benefici, la terapia ormonale sostitutiva comporta anche dei rischi che devono essere attentamente valutati. I rischi noti includono eventi tromboembolici come la trombosi venosa e l'embolia polmonare, che possono verificarsi soprattutto con la terapia ormonale sostitutiva sistemica. Un altro rischio potenzialmente aumentato è lo sviluppo del cancro al seno, in particolare con l'uso prolungato della terapia ormonale sostitutiva combinata con estrogeni e progestinici. Le donne con utero intatto che non ricevono un'adeguata somministrazione di progesterone hanno anche un rischio maggiore di iperplasia endometriale, che in alcuni casi può portare al cancro dell'endometrio. Anche i rischi cardiovascolari variano a seconda del momento e della durata dell'uso e devono essere valutati su base individuale.

Per ridurre al minimo i rischi della terapia ormonale sostitutiva, alcune strategie sono di fondamentale importanza. Tra queste, l'utilizzo della minima quantità efficace di ormone per ottenere gli effetti terapeutici desiderati, riducendo al minimo gli effetti collaterali. Ove possibile, si dovrebbe preferire l'applicazione locale, ad esempio per i disturbi urogenitali, in quanto questo metodo riduce al minimo l'esposizione sistemica. Inoltre, una valutazione regolare del rapporto rischio/beneficio è essenziale per personalizzare la terapia e garantire la sicurezza del paziente. Queste revisioni regolari consentono di riconoscere i potenziali rischi in una fase precoce e di modificare la terapia di conseguenza.

Prevenzione e trattamento dell'osteoporosi

L'osteoporosi è una delle complicazioni più comuni e significative associate alla carenza di estrogeni in postmenopausa. Il calo della produzione di estrogeni dopo la menopausa porta a un'accelerazione della perdita ossea, poiché gli effetti osteoprotettivi degli estrogeni sono assenti. Gli estrogeni svolgono un ruolo centrale nel metabolismo osseo, regolando l'equilibrio tra formazione e riassorbimento osseo. In loro assenza, l'attività degli osteoclasti, responsabili della disgregazione del tessuto osseo, aumenta, mentre l'attività degli osteoblasti, responsabili della formazione ossea, non può essere sufficientemente compensata. Ne consegue una diminuzione della densità ossea e una maggiore fragilità dello scheletro, che aumenta significativamente il rischio di fratture, soprattutto nelle aree soggette a stress come la colonna vertebrale e le anche.

La terapia ormonale sostitutiva è una misura efficace per contrastare questo processo fisiopatologico. Offre benefici sia preventivi che terapeutici, soprattutto per le donne ad alto rischio di fratture osteoporotiche. Il meccanismo d'azione primario della terapia ormonale sostitutiva nella prevenzione dell'osteoporosi è l'inibizione dell'attività degli osteoclasti da parte degli estrogeni. Questi ormoni interagiscono con recettori specifici sulle cellule ossee, sopprimendo il rilascio di citochine e fattori di crescita che promuovono l'attività degli osteoclasti. Allo stesso tempo, viene promossa l'apoptosi degli osteoclasti e viene prolungata la durata di vita degli osteoblasti, con conseguente stabilizzazione del metabolismo osseo.

L'uso di estrogeni nell'ambito della terapia ormonale sostitutiva riduce il riassorbimento osseo, consentendo non solo il mantenimento della densità ossea esistente, ma in molti casi anche un moderato aumento. Questo ha un effetto diretto sulla stabilità meccanica dell'osso e porta a una riduzione del rischio di fratture osteoporotiche. La terapia ormonale sostitutiva ha un significativo effetto protettivo, soprattutto nella prima postmenopausa, quando la perdita ossea è più pronunciata.

Oltre all'effetto diretto sul metabolismo osseo, la terapia ormonale sostitutiva ha anche effetti sistemici che possono contribuire alla prevenzione dell'osteoporosi. Ad esempio, migliora l'assorbimento del calcio a livello intestinale e riduce l'escrezione renale di calcio, aumentando la disponibilità di questo minerale essenziale per la formazione ossea. Inoltre, la terapia ormonale sostitutiva può modulare i processi infiammatori nel tessuto osseo, che svolgono anch'essi un ruolo nella perdita ossea patologica.

Nonostante la sua efficacia, l'uso della terapia ormonale sostitutiva per prevenire l'osteoporosi deve essere considerato con attenzione, poiché è associato a rischi specifici. La decisione a favore della terapia ormonale sostitutiva deve quindi essere presa su base individuale, tenendo conto dello stato di salute generale della paziente, del suo rischio di frattura e di eventuali controindicazioni. Sono necessari controlli regolari per verificare l'efficacia della terapia e riconoscere tempestivamente eventuali effetti collaterali. In definitiva, la terapia ormonale sostitutiva è un'opzione valida per molte donne per mantenere la loro qualità di vita e ridurre al minimo le conseguenze a lungo termine dell'osteoporosi.

Alternative alla terapia ormonale sostitutiva

Bisfosfonati

I bifosfonati sono un'alternativa consolidata ed efficace alla terapia ormonale sostitutiva (TOS) per la prevenzione e il trattamento dell'osteoporosi, in particolare nelle donne per le quali la TOS è controindicata o non vuole essere utilizzata. Questi farmaci hanno un effetto mirato sul metabolismo osseo e sono particolarmente importanti per l'osteoporosi postmenopausale e altre forme di perdita ossea.

Il meccanismo d'azione dei bifosfonati si basa sulla loro capacità di aderire selettivamente alla superficie dell'osso, in particolare nelle aree ad alto rimodellamento osseo. Vengono assorbiti dagli osteoclasti attivi e ne inibiscono la funzione interferendo con il metabolismo cellulare. In particolare, bloccano la farnesil pirofosfato sintasi, un enzima della via metabolica del mevalonato, essenziale per la funzione e la sopravvivenza degli osteoclasti. Ciò porta all'inibizione del riassorbimento osseo senza compromettere la formazione ossea da parte degli osteoblasti, con conseguente stabilizzazione o aumento della densità ossea.

Ambiti di applicazione e vantaggi dei bifosfonati

I bifosfonati sono approvati sia per la prevenzione che per il trattamento dell'osteoporosi. Riducono il rischio di fratture vertebrali e non vertebrali, comprese le fratture dell'anca, e sono molto efficaci nei pazienti con osteoporosi preesistente o con fattori di rischio multipli. Gli agenti comunemente utilizzati includono alendronato, risedronato, ibandronato e zoledronato.

Uno dei principali vantaggi dei bifosfonati è che, a differenza della terapia ormonale sostitutiva, non hanno effetti collaterali estrogeno-dipendenti, come l'aumento del rischio di cancro al seno o all'endometrio. Sono inoltre adatti ai pazienti che non possono assumere ormoni a causa del rischio di trombosi o embolie.

Forme di applicazione e dosaggio

I bifosfonati vengono somministrati in varie forme, tra cui compresse orali (ad esempio settimanalmente o mensilmente) e infusioni endovenose (ad esempio annualmente per lo zoledronato). Questa flessibilità consente di personalizzare la terapia in base alle esigenze e alle preferenze del paziente.

Effetti collaterali e restrizioni

Nonostante la loro efficacia, i bifosfonati sono associati a specifici effetti collaterali. I preparati orali possono causare disturbi gastrointestinali come bruciore di stomaco, nausea ed esofagite, motivo per cui devono essere assunti con sufficiente acqua e in posizione eretta. L'uso a lungo termine, soprattutto oltre i cinque anni, è associato a complicazioni rare ma gravi, come fratture femorali atipiche e osteonecrosi della mascella (ONJ). Questi rischi richiedono una rivalutazione regolare della terapia ed eventualmente delle interruzioni della stessa (le cosiddette "vacanze farmacologiche").

Denosumab

Denosumab è un anticorpo monoclonale che blocca specificamente il Receptor Activator of Nuclear Factor κB

Ligand (RANKL), una via di segnalazione essenziale che regola l'attività e la differenziazione degli osteoclasti. Come inibitore di RANKL, denosumab ha un meccanismo d'azione unico rispetto ad altre terapie per il trattamento e la prevenzione dell'osteoporosi. Viene utilizzato in particolare nelle donne in postmenopausa ad alto rischio di frattura e rappresenta un'efficace alternativa o integrazione ai trattamenti tradizionali come i bifosfonati.

Meccanismo d'azione di denosumab

La RANKL è una proteina prodotta dagli osteoblasti e dalle loro cellule precursori ed è necessaria per la maturazione e l'attivazione degli osteoclasti. Gli osteoclasti sono le cellule responsabili del riassorbimento osseo. Denosumab si lega specificamente a RANKL e ne impedisce l'interazione con il recettore RANK sugli osteoclasti. Questa inibizione riduce la formazione, la funzione e la durata di vita degli osteoclasti, con conseguente riduzione significativa del riassorbimento osseo. Ne consegue un aumento della densità ossea e una riduzione del rischio di fratture osteoporotiche.

Indicazioni per il denosumab

Il denosumab è utilizzato principalmente nell'osteoporosi postmenopausale, soprattutto nelle donne ad alto rischio di fratture o con intolleranza o controindicazioni ai bifosfonati. Viene utilizzato anche in altre condizioni associate a un aumento del riassorbimento osseo, come l'osteoporosi indotta da glucocorticoidi o negli uomini sottoposti a terapia ormonale soppressiva per il cancro alla prostata.

Vantaggi di denosumab

Il denosumab offre diversi vantaggi significativi rispetto alle terapie tradizionali per l'osteoporosi e rappresenta un'opzione interessante per i pazienti che necessitano di opzioni terapeutiche alternative. Uno dei punti di forza più importanti di denosumab è la sua efficacia, in quanto riduce significativamente il rischio di fratture vertebrali, non vertebrali e dell'anca. Questa protezione completa contro le fratture lo rende una scelta efficace per le donne affette da osteoporosi postmenopausale, soprattutto per quelle ad alto rischio di fratture. Un altro vantaggio è la comodità d'uso. Poiché denosumab viene iniettato per via sottocutanea e deve essere somministrato solo due volte l'anno, l'aderenza alla terapia è molto più semplice rispetto ad altre forme di trattamento che richiedono dosi più frequenti. Ciò è particolarmente vantaggioso per i pazienti anziani che possono avere difficoltà a rispettare regimi di dosaggio complessi.

Un'ulteriore caratteristica che distingue denosumab da altre terapie per l'osteoporosi è la sua più ampia applicabilità nei pazienti con insufficienza renale. Mentre i bifosfonati sono spesso controindicati nei pazienti con funzionalità renale compromessa, denosumab può essere utilizzato in modo sicuro in quanto non viene escreto attraverso i reni. Questo amplia le opzioni terapeutiche per un gruppo di pazienti spesso colpito dall'osteoporosi e con opzioni terapeutiche limitate.

Rischi del denosumab

Nonostante i suoi benefici, il denosumab non è esente da rischi e possibili effetti collaterali, che devono essere attentamente monitorati. Una complicanza comune è l'ipocalcemia, che può verificarsi in particolare nei pazienti con un limitato assorbimento di calcio o con una carenza di vitamina D. È quindi essenziale garantire un'adeguata integrazione di calcio e vitamina D prima di iniziare e durante la terapia, per compensare questa carenza. Esiste anche un leggero aumento del rischio di infezioni della pelle e dei tessuti molli, come la cellulite, che deve essere tenuto in considerazione quando si utilizza denosumab.

Una complicanza rara ma potenzialmente grave è l'osteonecrosi della mandibola (ONJ), che può verificarsi in modo simile ai bifosfonati, soprattutto in caso di terapia prolungata. Lo sviluppo di ONJ richiede un attento monitoraggio odontoiatrico e un intervento precoce per evitare gravi conseguenze. Un'altra complicanza a lungo termine che può verificarsi in casi rari è rappresentata dalle fratture femorali atipiche. Queste rare fratture richiedono un monitoraggio regolare, soprattutto in caso di uso prolungato di denosumab.

Restrizioni e problemi di svezzamento

Una caratteristica particolare di denosumab è l'effetto rebound dopo l'interruzione della terapia. L'interruzione può portare a un rapido e forte aumento dell'attività degli osteoclasti, con conseguente accelerazione della perdita ossea e aumento del rischio di fratture vertebrali multiple. È quindi importante considerare un trattamento alternativo, come i bifosfonati, per controllare la perdita ossea dopo l'interruzione della terapia con denosumab.

Nel complesso, denosumab è un'opzione efficace e conveniente per il trattamento dell'osteoporosi, in particolare nei pazienti con un rischio elevato di fratture o intolleranza ad altre terapie. Il suo meccanismo d'azione innovativo e le iniezioni poco frequenti lo rendono una scelta interessante. Tuttavia, il suo utilizzo richiede un attento monitoraggio e una pianificazione strategica, in particolare per quanto riguarda i possibili effetti collaterali e la gestione dopo la fine della terapia.

Modulatori selettivi del recettore estrogenico (SERM)

I modulatori selettivi dei recettori estrogenici (SERM) rappresentano un'importante alternativa nel trattamento e nella prevenzione dell'osteoporosi, soprattutto per le donne che rifiutano la terapia ormonale sostitutiva (TOS) o per le quali la TOS è controindicata. I SERM sono composti sintetici che agiscono sui recettori degli estrogeni, ma mostrano effetti agonistici o antagonistici a seconda del tessuto. Questa azione selettiva consente di sfruttare gli effetti positivi degli estrogeni sul metabolismo osseo senza aumentare i rischi associati alle malattie estrogeno-dipendenti, come il carcinoma mammario o il carcinoma endometriale.

I SERM proteggono efficacemente dalle fratture osteoporotiche inibendo l'attività degli osteoclasti e riducendo il riassorbimento osseo. Il loro meccanismo d'azione si basa sul fatto che agiscono come estrogeni nel tessuto osseo e riducono l'espressione dei fattori che stimolano gli osteoclasti. Di conseguenza, favoriscono il mantenimento o addirittura l'aumento della densità ossea e rafforzano la stabilità meccanica dello scheletro. Gli studi hanno dimostrato che i SERM, come il raloxifene, riducono significativamente il rischio di fratture vertebrali, con un beneficio particolarmente pronunciato nelle donne con osteoporosi preesistente.

Un vantaggio fondamentale dei SERM rispetto alla terapia ormonale sostitutiva è che non hanno un effetto stimolante sul tessuto mammario. Al contrario, il raloxifene abbassa il rischio di tumore al seno positivo per i recettori degli estrogeni, rendendolo una scelta preferibile per le donne che sono ad alto rischio di tumore al seno o che hanno una storia di tumore al seno. Inoltre, i SERM non aumentano il rischio di iperplasia o carcinoma endometriale, il che migliora ulteriormente il loro profilo di sicurezza.

Nonostante i loro benefici, i SERM hanno anche effetti collaterali e limitazioni che devono essere presi in considerazione quando si pianifica la terapia. Uno degli effetti collaterali più comuni è l'aumento del rischio di eventi tromboembolici venosi, tra cui trombosi venosa profonda ed embolia polmonare. Questo rischio è simile a quello osservato con la terapia ormonale sostitutiva e richiede quindi un'attenta considerazione nelle pazienti con una storia di tali eventi. Altri possibili effetti collaterali sono le vampate di calore e i crampi muscolari, che possono influire sulla qualità di vita di alcune donne.

I SERM sono più efficaci nel prevenire le fratture vertebrali e meno efficaci nel ridurre il rischio di fratture dell'anca rispetto ad altre terapie come i bifosfonati o il denosumab. Sono quindi particolarmente indicati per le donne in postmenopausa con un rischio moderato di fratture o per chi cerca una protezione aggiuntiva contro il cancro al seno.

In sintesi, i SERM come il raloxifene rappresentano un'opzione versatile e sicura nel trattamento dell'osteoporosi, in particolare grazie ai loro effetti protettivi sull'osso e alle loro proprietà di prevenzione del cancro. Tuttavia, i loro benefici sono maggiori con una selezione mirata dei pazienti e tenendo conto dei rischi potenziali, in particolare per quanto riguarda le complicanze tromboemboliche. Il monitoraggio regolare e la personalizzazione della terapia sono fondamentali per garantire il massimo beneficio di questi farmaci.

Vitamina D e calcio

La vitamina D e il calcio svolgono un ruolo fondamentale nel mantenimento e nella promozione della stabilità ossea e sono componenti essenziali di qualsiasi strategia di prevenzione e trattamento dell'osteoporosi. Entrambi i nutrienti agiscono sinergicamente per sostenere il metabolismo osseo, mantenere la densità minerale ossea e ridurre il rischio di fratture.

Il calcio è il minerale più importante che viene immagazzinato nelle ossa e ne garantisce la forza e la stabilità. Circa il 99% di tutto il calcio presente nell'organismo si trova nelle ossa e nei denti. Il calcio non è solo un componente strutturale, ma è anche essenziale per numerosi processi fisiologici, come la contrazione muscolare, la coagulazione del sangue e la funzione degli enzimi. Livelli insufficienti di calcio nel sangue inducono l'organismo a mobilitare il calcio dalle ossa per mantenere le funzioni vitali, il che può portare a lungo termine alla perdita di massa ossea e all'osteoporosi.

Anche la vitamina D è essenziale, poiché favorisce l'assorbimento del calcio dall'intestino e regola l'omeostasi del calcio nel sangue. Senza quantità sufficienti di vitamina D, solo una parte del calcio ingerito con gli alimenti viene assorbita efficacemente, il che può portare a una carenza di calcio e quindi a una compromissione della salute delle ossa. La vitamina D contribuisce inoltre a stimolare l'attività degli osteoblasti, responsabili della formazione ossea, e inibisce il rilascio dell'ormone paratiroideo (PTH), che in alte concentrazioni favorisce il riassorbimento osseo.

L'assunzione combinata di vitamina D e calcio è particolarmente importante nella prevenzione e nel trattamento dell'osteoporosi, soprattutto nelle donne in postmenopausa, negli anziani e nelle persone a maggior rischio di fratture. Gli studi hanno dimostrato che l'assunzione regolare di entrambi i nutrienti stabilizza o addirittura aumenta la densità ossea e riduce il rischio di fratture vertebrali e non vertebrali.

La carenza di vitamina D, diffusa in tutto il mondo, soprattutto nelle regioni con scarsa illuminazione solare, può avere un impatto significativo sulla salute delle ossa. La vitamina D viene sintetizzata principalmente nella pelle sotto i raggi UVB e solo una piccola quantità viene assorbita dagli alimenti. Pertanto, l'integrazione di vitamina D è spesso necessaria, soprattutto nelle persone anziane la cui capacità di sintetizzare la vitamina D nella pelle è ridotta.

La dose giornaliera raccomandata di calcio è compresa tra 1000 e 1200 mg, a seconda dell'età e del sesso, mentre l'apporto di vitamina D dovrebbe essere di circa 800-2000 UI al giorno, soprattutto per i gruppi a rischio. È tuttavia necessario evitare di superare queste dosi, poiché un'eccessiva assunzione di calcio è associata a un aumento del rischio di calcoli renali e un'eccessiva assunzione di vitamina D a ipercalcemia.

In sintesi, la vitamina D e il calcio sono componenti essenziali per mantenere la salute delle ossa e prevenire l'osteoporosi. Il loro effetto sinergico garantisce all'organismo un adeguato apporto di calcio e un suo utilizzo efficiente. L'assunzione regolare attraverso una dieta equilibrata, se necessario integrata da integratori alimentari, e un'adeguata esposizione alla luce solare sono fondamentali per garantire la stabilità e la forza delle ossa a lungo termine.

Terapia ormonale in andrologia

La terapia ormonale in andrologia (= specialità che si occupa della salute maschile, in particolare della funzione e delle malattie degli organi riproduttivi maschili, dei disturbi ormonali, della capacità riproduttiva e delle disfunzioni sessuali), in particolare la terapia sostitutiva con testosterone (TRT), svolge un ruolo centrale nel trattamento della carenza di testosterone e dell'ipogonadismo. Il testosterone è il più importante ormone sessuale maschile ed è essenziale per numerosi processi fisiologici, tra cui la salute sessuale, lo sviluppo della massa muscolare, la densità ossea e la qualità generale della vita. Una carenza di testosterone, nota come ipogonadismo, può verificarsi principalmente a causa di una disfunzione testicolare o secondariamente come risultato di una disfunzione dell'asse ipotalamo-ipofisi. Questa condizione spesso porta a sintomi quali calo della libido, disfunzione erettile, affaticamento, perdita di massa muscolare, aumento del grasso corporeo e disturbi psicologici come depressione e irritabilità. Anche la salute delle ossa può essere influenzata da una diminuzione della densità ossea e da un aumento del rischio di osteoporosi.

La terapia sostitutiva con testosterone è il trattamento standard per l'ipogonadismo sintomatico e viene somministrata in varie forme, tra cui iniezioni intramuscolari, gel o cerotti transdermici, impianti sottocutanei e preparazioni orali. Il suo scopo è quello di normalizzare i livelli di testosterone e di alleviare i sintomi associati. Gli studi dimostrano che la TRT migliora significativamente la libido e la funzione sessuale, con un impatto positivo diretto sulla qualità della vita degli uomini colpiti. Inoltre, la TRT agisce sul metabolismo muscolare stimolando la sintesi proteica, con conseguente aumento della massa e della forza muscolare. Allo stesso tempo, riduce la massa grassa, favorendo la composizione corporea e la salute metabolica. Il miglioramento della densità ossea con la TRT può ridurre il rischio di fratture osteoporotiche, soprattutto negli uomini con carenza avanzata di testosterone.

L'impatto del testosterone sulla salute cardiovascolare è complesso e controverso. Mentre bassi livelli di testosterone sono associati alla sindrome metabolica, all'insulino-resistenza e all'obesità, la questione se la TRT aumenti o riduca i rischi cardiovascolari rimane aperta. Alcuni studi suggeriscono effetti positivi sul metabolismo lipidico e sulla funzione endoteliale, mentre altri suggeriscono un aumento del rischio di eventi tromboembolici o di malattie cardiovascolari. Per questo motivo, prima di iniziare la TRT è necessaria un'attenta valutazione individuale dei rischi e dei benefici.

La TRT viene discussa sempre più spesso nel contesto del cosiddetto anti-age, con uomini anziani che spesso ricevono testosterone senza una chiara indicazione come mezzo per migliorare la vitalità, la forza muscolare e la qualità della vita. Anche se alcuni studi suggeriscono che la TRT può avere benefici in questo gruppo, non esiste ancora una base scientifica sufficiente per un uso diffuso. Inoltre, i rischi come la policitemia, gli eventi tromboembolici o gli effetti negativi sulla prostata possono essere predominanti, soprattutto con l'uso a lungo termine senza una chiara indicazione medica.

La terapia ormonale in andrologia offre chiari benefici nel trattamento della carenza di testosterone e dell'ipogonadismo, soprattutto in termini di miglioramento della funzione sessuale, della massa muscolare e della qualità della vita. Allo stesso tempo, richiede un attento monitoraggio medico per ridurre al minimo i possibili effetti collaterali e identificare precocemente rischi come complicazioni cardiovascolari o malattie della prostata. L'uso della terapia con testosterone come misura anti-invecchiamento rimane controverso e deve essere considerato con cautela, poiché mancano ancora prove scientifiche complete della sua sicurezza ed efficacia in questo contesto. Un'attenta selezione dei pazienti e un regolare monitoraggio della terapia sono fondamentali per massimizzare i benefici della TRT e minimizzare i potenziali rischi.

Trattamenti ormonali nella medicina riproduttiva

I trattamenti ormonali sono una parte centrale della medicina riproduttiva e vengono utilizzati per diagnosticare e trattare i problemi di fertilità sia femminile che maschile. Nelle donne, gli ormoni svolgono un ruolo fondamentale nello stimolare l'ovulazione, nel regolare il ciclo mestruale e nell'ottimizzare le condizioni per l'impianto di un ovulo fecondato. Negli uomini, gli approcci ormonali sono utilizzati per migliorare la produzione e la qualità degli spermatozoi quando sono compromessi da disturbi endocrini.

La stimolazione dell'ovulazione e la regolazione del ciclo mestruale sono fasi essenziali del trattamento dell'infertilità femminile. Nelle donne con ovulazione irregolare o assente, come quelle affette da sindrome dell'ovaio policistico (PCOS), si utilizzano induttori dell'ovulazione come il clomifene o il letrozolo per promuovere la maturazione follicolare e innescare l'ovulazione. Le gonadotropine, tra cui l'ormone follicolo-stimolante (FSH) e l'ormone luteinizzante (LH), sono spesso utilizzate per favorire lo sviluppo di follicoli multipli, in particolare nelle tecniche di riproduzione assistita come la fecondazione in vitro (FIV). Nella FIV, la stimolazione ormonale è di fondamentale importanza per massimizzare la maturazione degli ovociti e aumentare le probabilità di successo della fecondazione. Allo stesso tempo, vengono utilizzati ormoni come gli analoghi dell'ormone di rilascio delle gonadotropine (GnRH) o gli antagonisti del GnRH per sopprimere il ciclo naturale e consentire un controllo preciso dei livelli ormonali. Dopo il prelievo degli ovuli, viene spesso somministrato progesterone per sostenere la fase luteale e creare le condizioni ottimali per l'impianto dell'ovulo fecondato.

Oltre a stimolare le ovaie, il trattamento ormonale svolge un ruolo fondamentale nella preparazione dell'endometrio. Gli estrogeni e il progesterone sono spesso utilizzati in combinazione per preparare l'endometrio a ricevere l'embrione. Ciò è particolarmente importante in tecniche come la preparazione al trasferimento di embrioni nel criociclo, dove vengono trasferiti embrioni congelati ed è essenziale la sincronizzazione tra l'endometrio e lo stadio di sviluppo dell'embrione.

Negli uomini con problemi di infertilità causati da disfunzioni ormonali come l'ipogonadismo o disturbi dell'asse ipotalamo-ipofisario, si ricorre a terapie ormonali per promuovere la spermatogenesi. Gonadotropine come la gonadotropina corionica umana (hCG) e l'FSH ricombinante possono essere utilizzate per stimolare la funzione testicolare e aumentare la produzione di spermatozoi. Queste terapie sono particolarmente efficaci negli uomini con ipogonadismo secondario, poiché imitano il ciclo di controllo ormonale naturale. In alcuni casi si ricorre anche alla sostituzione del testosterone, ma solo negli uomini che non stanno cercando di concepire, poiché il testosterone esogeno può sopprimere la produzione di sperma.

Anche i trattamenti ormonali rivestono un'importanza centrale nella diagnosi e nel trattamento di problemi di fertilità complessi. Il monitoraggio dei livelli ormonali come FSH, LH, estradiolo, progesterone e ormone antimülleriano (AMH) fornisce informazioni preziose sulla riserva ovarica, sulla regolazione del ciclo e sulle cause dell'infertilità. Questi dati consentono di personalizzare i piani di trattamento, per massimizzare le possibilità di successo delle tecniche di riproduzione assistita.

In sintesi, i trattamenti ormonali sono parte integrante della medicina della riproduzione, in quanto ottimizzano le condizioni per il successo della riproduzione sia nelle donne che negli uomini. Consentono un controllo mirato del ciclo mestruale, favoriscono la maturazione degli ovuli e promuovono la produzione di spermatozoi. Nonostante la loro efficacia, queste terapie richiedono un attento monitoraggio per evitare effetti collaterali come la sindrome da iperstimolazione ovarica (OHSS) nella donna o gli squilibri ormonali nell'uomo. La personalizzazione dei trattamenti ormonali in base alle esigenze specifiche dei pazienti è fondamentale per il successo degli interventi di medicina riproduttiva.

Oncologia e terapia ormonale

La terapia ormonale svolge un ruolo centrale in oncologia, in particolare nel trattamento di tumori ormono-dipendenti come il cancro al seno e il cancro alla prostata. Questi tipi di tumore presentano spesso una dipendenza ormonale, con ormoni come gli estrogeni o gli androgeni che promuovono la crescita del tumore. La modulazione o il blocco mirato di questi ormoni si è dimostrata una forma di terapia efficace e viene utilizzata sia in fase adiuvante che palliativa.

La terapia anti-ormonale è una parte essenziale del trattamento del tumore al seno, soprattutto per i tumori positivi ai recettori ormonali. I tumori che esprimono i recettori degli estrogeni e/o del progesterone possono essere inibiti nella loro crescita bloccando le vie di segnalazione ormonale. I principali approcci includono l'uso di modulatori selettivi del recettore degli estrogeni (SERM), come il tamoxifene, che blocca i recettori degli estrogeni e quindi inibisce l'effetto proliferativo degli estrogeni nel tessuto mammario. Gli inibitori dell'aromatasi, come l'anastrozolo, il letrozolo o l'exemestane, riducono la produzione di estrogeni nelle donne in postmenopausa sopprimendo la conversione degli androgeni in estrogeni nel tessuto periferico. Queste terapie sono spesso utilizzate come adiuvante per ridurre il rischio di recidiva e possono anche essere impiegate nella terapia palliativa per controllare la crescita del tumore negli stadi avanzati.

La terapia di deprivazione androgenica (ADT) è un approccio terapeutico fondamentale per il cancro alla prostata, poiché la crescita di molti tumori prostatici è stimolata dal testosterone e dal diidrotestosterone

(DHT). L'ADT si ottiene con l'asportazione chirurgica dei testicoli (orchiectomia) o con la soppressione farmacologica della produzione di testosterone mediante agonisti o antagonisti dell'ormone di rilascio delle gonadotropine (GnRH). Gli agonisti del GnRH, come la leuprorelina e la goserelina, provocano una soppressione permanente della produzione di testosterone dopo un rilascio iniziale dell'ormone. Gli antagonisti del GnRH, come Degarelix, bloccano direttamente il recettore ed evitano il picco ormonale iniziale. Inoltre, gli antagonisti del recettore degli androgeni, come l'enzalutamide o l'abiraterone, un inibitore della sintesi degli androgeni, possono essere utilizzati per inibire ulteriormente l'effetto degli androgeni sulle cellule tumorali.

La terapia antiormonale è associata a specifici effetti collaterali che sono il risultato della soppressione ormonale. Le donne trattate con inibitori dell'aromatasi o tamoxifene possono spesso sperimentare effetti collaterali come vampate di calore, secchezza vaginale, dolori muscolari e un aumento del rischio di osteoporosi. Il tamoxifene è anche associato a un lieve aumento del rischio di trombosi venosa e di cancro dell'endometrio, soprattutto in caso di uso prolungato. Gli uomini in terapia di deprivazione androgenica spesso sperimentano effetti collaterali quali perdita della libido, disfunzione erettile, perdita di massa muscolare, aumento di peso e aumento del rischio di osteoporosi e malattie cardiovascolari. Questi effetti collaterali possono compromettere significativamente la qualità della vita e richiedono un attento monitoraggio e, se necessario, misure di supporto come la somministrazione di bifosfonati o denosumab per prevenire la perdita ossea.

Le terapie ormonali adiuvanti sono utilizzate per ridurre il rischio di recidiva dopo il trattamento del tumore primario. Nel tumore al seno, la terapia ormonale adiuvante dura spesso da cinque a dieci anni, mentre nel tumore alla prostata la durata dell'ADT varia a seconda del profilo di rischio. In ambito palliativo, la terapia ormonale mira a rallentare la progressione del tumore, ad alleviare i sintomi e a migliorare la qualità di vita del paziente. Per i tumori ormono-resistenti che non rispondono più alla terapia standard, si stanno sviluppando approcci innovativi come terapie ormonali combinate, nuovi inibitori o strategie immunoterapiche.

In sintesi, la terapia ormonale è una parte essenziale del trattamento dei tumori ormono-dipendenti. È in grado di controllare la crescita del tumore, migliorare la qualità di vita e prevenire le recidive. Un'attenta selezione della terapia e il monitoraggio degli effetti collaterali sono fondamentali per garantire il massimo beneficio possibile per i pazienti, sia in un contesto curativo che palliativo. Il continuo sviluppo di queste terapie offre la speranza di migliorare le opzioni di trattamento per i pazienti con tumore ormono-dipendente.

Medicina transgender e terapia ormonale

La terapia ormonale di riassegnazione di genere è una componente centrale dell'assistenza medica alle persone transgender. Ha lo scopo di armonizzare le caratteristiche fisiche e i profili ormonali con l'identità di genere del paziente e di migliorare la sua qualità di vita e il suo benessere psicologico. La terapia ormonale può essere utilizzata sia per le donne transgender (maschio-femmina, MTF) che per gli uomini transgender (femmina-maschio, FTM) e richiede un approccio individualizzato e basato sull'evidenza.

Nelle donne transgender, la terapia ormonale consiste tipicamente nella somministrazione di estrogeni per indurre effetti femminilizzanti. Questi includono lo sviluppo del tessuto mammario, la ridistribuzione del grasso corporeo in un modello di distribuzione femminile, la riduzione della massa muscolare e l'ammorbidimento della pelle. Inoltre, la produzione di testosterone viene soppressa dalla somministrazione di antiandrogeni come lo spironolattone o il ciproterone acetato. L'obiettivo è abbassare i livelli di testosterone al range di riferimento femminile e regolare i livelli di estrogeni ai valori fisiologici delle donne cisgender. Negli uomini transgender, il testosterone viene somministrato per promuovere cambiamenti mascolinizzanti. Questi includono lo sviluppo di peli sul viso e sul corpo, l'aumento della massa muscolare, l'approfondimento della voce e la riduzione del tessuto adiposo nella zona del torace. I livelli di testosterone vengono portati all'intervallo di riferimento maschile e la terapia viene solitamente effettuata con preparati intramuscolari o transdermici.

Gli effetti a lungo termine della terapia ormonale per il cambio di sesso sono oggetto di intense ricerche. I cambiamenti fisici si verificano di solito entro i primi due anni, mentre l'effetto massimo diventa spesso visibile solo dopo diversi anni. A lungo termine, la terapia ormonale porta a un miglioramento della qualità della vita, a una riduzione della disforia di genere e a effetti positivi sulla salute mentale, tra cui una riduzione dell'ansia e della depressione. Tuttavia, i potenziali rischi ed effetti collaterali devono essere attentamente monitorati. Le terapie estrogeniche comportano un aumento del rischio di eventi tromboembolici, in particolare con l'uso di etinilestradiolo, che viene generalmente evitato. Il testosterone, invece, può aumentare il rischio di eritrocitosi e richiede un monitoraggio regolare dell'ematocrito. Il monitoraggio regolare della salute del fegato, del cuore e delle ossa è essenziale sia per le terapie con estrogeni sia per quelle con testosterone.

La terapia ormonale per il cambio di sesso ha profondi effetti psicologici e sociali. Di solito porta a un miglioramento significativo della soddisfazione corporea, rafforza la fiducia in se stessi e facilita l'integrazione sociale. Nonostante questi effetti positivi, molte persone transgender continuano ad affrontare sfide che vanno dalla stigmatizzazione sociale alla discriminazione in ambito medico e professionale. Questi aspetti sottolineano la necessità di un'assistenza completa che comprenda il supporto medico, psicologico e sociale.

Le sfide e le questioni etiche giocano un ruolo centrale nella medicina transgender. Una delle sfide principali è garantire un accesso equo alle cure ormonali e chirurgiche. In molti Paesi esistono ancora barriere significative, tra cui quelle finanziarie, la mancanza di professionisti qualificati e gli ostacoli burocratici che rendono difficile l'accesso alle cure. Le questioni etiche riguardano anche l'autonomia e la capacità decisionale dei pazienti, in particolare nel caso dei minori, per i quali l'inizio del blocco della pubertà o della terapia ormonale deve essere attentamente considerato. Esiste una tensione tra la tutela della salute a lungo termine e la necessità di intervenire precocemente per ridurre la disforia di genere.

Pediatria e disturbi della pubertà

Il trattamento dei disturbi della crescita e della pubertà ritardata in pediatria richiede una profonda comprensione dei meccanismi endocrini che controllano la crescita e lo sviluppo puberale. I disturbi della crescita possono essere causati da fattori genetici, ormonali o sistemici, mentre il ritardo puberale è solitamente dovuto a un'attivazione inadeguata dell'asse ipotalamo-ipofisi-gonadi. L'intervento ormonale mirato svolge un ruolo decisivo in entrambi i casi, soprattutto in sindromi come la sindrome di Turner e di Klinefelter.

Nel caso dei disturbi della crescita, il trattamento è spesso finalizzato a promuovere la crescita longitudinale e a consentire il raggiungimento dell'altezza finale geneticamente predeterminata. Una delle principali terapie è la somministrazione dell'ormone della crescita (GH), in particolare nei bambini con carenza documentata di ormone della crescita, sindrome di Turner, malattia renale cronica o altri disturbi della crescita. L'ormone della crescita agisce promuovendo la produzione del fattore di crescita insulino-simile-1 (IGF-1), che stimola la proliferazione cellulare e la crescita delle placche ossee.

Nella sindrome di Turner, caratterizzata dalla perdita completa o parziale di un cromosoma X, l'ormone della crescita viene spesso utilizzato in combinazione con estrogeni per promuovere la crescita e sostenere lo sviluppo puberale.

Il trattamento della pubertà ritardata richiede un'attenta considerazione della causa e degli effetti psicosociali del ritardo. Negli adolescenti con ritardo costituzionale dello sviluppo, una causa comune, l'intervento ormonale non è sempre necessario, poiché la pubertà di solito si verifica spontaneamente. Tuttavia, se lo stress psicosociale è significativo, un trattamento a breve termine con basse dosi di testosterone nei ragazzi o di estrogeni nelle ragazze può aiutare a indurre la pubertà e a ridurre lo stress psicologico. In caso di cause patologiche, come l'ipogonadismo ipogonadotropo, si ricorre a terapie a base di ormoni gonadotropi o di ormone di rilascio delle gonadotropine (GnRH) per stimolare la produzione ormonale endogena e consentire il normale sviluppo puberale.

Sindromi specifiche come la sindrome di Turner e la sindrome di Klinefelter richiedono approcci terapeutici personalizzati. Nella sindrome di Turner, gli estrogeni vengono utilizzati insieme all'ormone della crescita per indurre e mantenere la pubertà, al fine di promuovere lo sviluppo dei caratteri sessuali secondari e della densità ossea. Nella sindrome di Klinefelter, caratterizzata dalla presenza di un cromosoma X in più nei pazienti maschi, si riscontra spesso una carenza di testosterone. Le terapie a base di testosterone sono utilizzate per promuovere la massa muscolare, la densità ossea e lo sviluppo sessuale. In entrambe le sindromi è necessario un monitoraggio continuo per evitare complicazioni a lungo termine, come malattie cardiovascolari o osteoporosi.

Gli interventi ormonali precoci possono offrire benefici significativi, ma possono anche avere conseguenze a lungo termine. Con le terapie a base di ormone della crescita, si temono potenziali effetti sull'omeostasi del glucosio e un aumento del rischio di alcuni tumori, anche se le prove a riguardo sono limitate. L'induzione ormonale della pubertà può aumentare il rischio di chiusura della placca di crescita e di riduzione dell'altezza finale, se non adeguatamente monitorata. Possono verificarsi anche conseguenze psicologiche, in particolare se le aspettative del trattamento non vengono soddisfatte o se persistono problemi sociali ed emotivi dovuti alla condizione di base.

Parte III: Benefici, rischi e controversie

Benefici della terapia ormonale

La terapia ormonale offre benefici significativi in diversi contesti medici, in quanto è specificamente mirata alla regolazione degli squilibri ormonali. Contribuisce in modo significativo a migliorare la qualità della vita, a prevenire le malattie e a fornire supporto in fasi specifiche della vita in cui i cambiamenti ormonali svolgono un ruolo centrale.

Il miglioramento della qualità della vita grazie alla terapia ormonale è particolarmente evidente nelle condizioni associate a una carenza o a una disregolazione degli ormoni. Per le donne in menopausa, la terapia ormonale sostitutiva (TOS) allevia sintomi quali vampate di calore, disturbi del sonno, secchezza vaginale e sbalzi d'umore. Questi sintomi possono compromettere in modo significativo la funzionalità e il benessere quotidiano. L'apporto mirato di estrogeni, spesso in combinazione con progestinici, ripristina l'equilibrio ormonale, portando a un notevole miglioramento della qualità di vita fisica e psicologica. Negli uomini affetti da ipogonadismo, la terapia sostitutiva con testosterone ripristina la libido, migliora la massa muscolare e aumenta i livelli di energia, contribuendo a migliorare la qualità della vita e il benessere generale.

La prevenzione delle malattie è un altro beneficio fondamentale della terapia ormonale. Ad esempio, la terapia ormonale sostitutiva nelle donne in postmenopausa riduce il rischio di osteoporosi e di fratture associate, poiché gli estrogeni inibiscono il riassorbimento osseo e aumentano la densità ossea. In gruppi specifici, come le donne con insufficienza ovarica prematura, la terapia ormonale sostitutiva protegge dalle conseguenze a lungo termine della carenza di estrogeni, tra cui le malattie cardiovascolari e il deterioramento cognitivo. Normalizzando i livelli di testosterone negli uomini, la terapia ormonale può anche aiutare a prevenire malattie metaboliche come l'insulino-resistenza e i disturbi del metabolismo lipidico, spesso associati a una carenza di testosterone. In pediatria, una terapia ormonale mirata aiuta a correggere i disturbi della crescita o i ritardi nello sviluppo puberale, migliorando la salute fisica e mentale a lungo termine.

La terapia ormonale svolge un ruolo importante anche in fasi specifiche della vita in cui si verificano cambiamenti ormonali. Durante la fase riproduttiva, gli ormoni possono aiutare a regolare i disturbi del ciclo o a promuovere la fertilità, ad esempio attraverso l'induzione dell'ovulazione nelle donne con sindrome dell'ovaio policistico (PCOS) o attraverso la terapia con gonadotropine negli uomini con infertilità indotta da ormoni. Nell'adolescenza, la terapia ormonale viene utilizzata per trattare i disturbi dello sviluppo, ad esempio la pubertà ritardata o sindromi come la sindrome di Turner e di Klinefelter. Nella medicina transgender, la terapia ormonale di riassegnazione di genere è essenziale per adattare le caratteristiche fisiche all'identità di genere, che non solo realizza cambiamenti fisici ma promuove anche il benessere psicologico e l'integrazione sociale.

La terapia ormonale offre un'ampia gamma di benefici, dal trattamento dei sintomi acuti alla prevenzione delle complicazioni di salute a lungo termine. Migliora la qualità della vita, protegge da malattie gravi e fornisce supporto durante le fasi cruciali della vita in cui i cambiamenti ormonali svolgono un ruolo centrale. Tuttavia, la sua efficacia dipende dall'adattamento individuale, da un attento monitoraggio e da una continua rivalutazione per adattare in modo ottimale la terapia alle esigenze del paziente e ridurre al minimo i rischi potenziali.

Rischi ed effetti collaterali

La terapia ormonale, sebbene in molti casi sia di notevole utilità, è associata a rischi specifici ed effetti collaterali che devono essere attentamente considerati. I rischi più importanti includono il rischio di trombosi, un potenziale aumento del rischio di alcuni tipi di cancro e altre possibili complicazioni, che variano a seconda del gruppo di pazienti e della forma di terapia.

Un rischio fondamentale della terapia ormonale è l'aumento della probabilità di eventi tromboembolici. Ciò riguarda in particolare le donne che ricevono una terapia ormonale sostitutiva sistemica (terapia ormonale sostitutiva) con estrogeni. Il meccanismo alla base di questo rischio risiede nell'effetto procoagulante degli estrogeni, che può aumentare la tendenza del sangue a coagulare. Gli studi dimostrano che il rischio di trombosi venosa, come la trombosi venosa profonda o l'embolia polmonare, è maggiore con i preparati estrogenici somministrati per via orale rispetto alle applicazioni transdermiche. Anche gli uomini in terapia sostitutiva con testosterone possono avere un rischio maggiore di trombosi, soprattutto se la terapia porta all'eritrocitosi, che aumenta il volume e la viscosità del sangue.

Un altro rischio significativo riguarda lo sviluppo di tumori ormono-dipendenti. Nelle donne che ricevono una terapia ormonale sostitutiva combinata con estrogeni e progestinici, il rischio di cancro al seno è leggermente aumentato, soprattutto con un uso prolungato oltre i cinque anni. Le terapie con estrogeni puri, spesso utilizzate nelle donne senza utero, sembrano aumentare meno questo rischio. Per quanto riguarda il tumore dell'endometrio, il rischio aumenta in caso di insufficiente integrazione di progesterone, poiché gli estrogeni favoriscono la proliferazione dell'endometrio. Per gli uomini in terapia sostitutiva con testosterone, la preoccupazione per il cancro alla prostata è stata a lungo una questione controversa. Studi recenti suggeriscono che una terapia ben monitorata non aumenta significativamente il rischio, ma resta necessario un monitoraggio critico.

Oltre a queste complicanze principali, possono verificarsi altri effetti collaterali, come i rischi cardiovascolari, in particolare nei pazienti anziani o con fattori di rischio preesistenti. Le terapie ormonali a lungo termine possono avere effetti metabolici, come influenzare il metabolismo lipidico, la sensibilità all'insulina e la funzione epatica. Effetti collaterali come apnea del sonno, acne o perdita di capelli possono verificarsi con la terapia con testosterone, mentre la ritenzione idrica e la tensione mammaria sono comuni con le terapie con estrogeni.

La ponderazione dei benefici e dei rischi è essenziale e richiede una valutazione individuale della paziente. Nelle donne giovani in postmenopausa senza fattori di rischio significativi, i benefici della terapia ormonale sostitutiva, in particolare in termini di sollievo dai sintomi e di prevenzione dell'osteoporosi, possono essere superiori ai rischi. Tuttavia, per le donne più anziane o a maggior rischio di trombosi, cancro al seno o malattie cardiovascolari, si consiglia cautela e di prendere in considerazione strategie di trattamento alternative. Negli uomini con ipogonadismo, i benefici della terapia con testosterone sono spesso superiori ai rischi, soprattutto con un attento monitoraggio dell'ematocrito e della salute della prostata. Gli individui transgender traggono notevoli benefici dalla terapia ormonale per il cambio di sesso, anche se il monitoraggio degli effetti collaterali a lungo termine è essenziale per ridurre al minimo i rischi potenziali, come le complicazioni cardiovascolari.

Per quanto riguarda gli effetti a lungo termine della terapia ormonale, oggi sappiamo che dipendono fortemente dal gruppo di pazienti, dal tipo di terapia e dalla durata del suo utilizzo. Mentre molte complicazioni sono ben documentate, la ricerca sui rischi a lungo termine e sui potenziali effetti tardivi rimane un campo dinamico. La cosiddetta "ipotesi del timing" nella terapia ormonale sostitutiva suggerisce che iniziare la terapia in giovane età (entro dieci anni dalla menopausa) è associato a minori rischi cardiovascolari e a un migliore rapporto rischio/beneficio rispetto a un inizio più tardivo. Gli studi a lungo termine sulla terapia con testosterone negli uomini hanno dimostrato che i rischi gravi sono rari se usati e monitorati in modo appropriato, ma gli effetti a lungo termine sulla salute cardiovascolare e sulla prevenzione del cancro alla prostata richiedono ulteriori indagini.

In sintesi, la terapia ormonale presenta sia benefici significativi che rischi specifici che richiedono un'attenta valutazione individuale. I moderni approcci basati sull'evidenza, il monitoraggio regolare e la considerazione dei fattori specifici del paziente sono essenziali per rendere la terapia sicura ed efficace. La ricerca a lungo termine rimane necessaria per approfondire la comprensione dei potenziali effetti tardivi e per ottimizzare ulteriormente gli standard di trattamento.

Controversie e dibattiti sociali

Il ruolo delle aziende farmaceutiche nella diffusione della terapia ormonale, in particolare nel trattamento dei processi di invecchiamento, è complesso e ha implicazioni sia scientifiche che etiche. Le aziende farmaceutiche hanno contribuito in modo significativo all'ulteriore sviluppo e alla commercializzazione delle terapie ormonali sostitutive, ma non senza polemiche. In particolare, l'uso degli ormoni nel mercato dell'antinvecchiamento solleva questioni relative all'uso improprio, alle basi scientifiche e alla responsabilità etica.

Le aziende farmaceutiche hanno migliorato la disponibilità e l'efficacia delle terapie ormonali attraverso un'intensa attività di ricerca e sviluppo. In aree come la menopausa e l'andropausa, hanno sviluppato prodotti che hanno dimostrato di migliorare la qualità della vita e di prevenire malattie come l'osteoporosi o le malattie cardiovascolari. Allo stesso tempo, però, le intense strategie di marketing hanno contribuito a presentare la terapia ormonale non solo come una necessità medica, ma anche come un trattamento per lo stile di vita. Soprattutto negli anni '90, le terapie ormonali sostitutive per le donne sono state promosse come una "panacea" per un aspetto giovanile, energia e salute, spesso senza una presentazione differenziata dei potenziali rischi. Questo marketing ha contribuito a diffondere l'uso degli ormoni anche nelle donne senza indicazioni mediche.

Nel mercato dell'anti-invecchiamento, l'abuso di ormoni, in particolare di testosterone, ormone della crescita e DHEA (deidroepiandrosterone), è diventato un problema crescente. Queste sostanze sono spesso commercializzate come mezzo per migliorare la vitalità, la massa muscolare e le prestazioni cognitive, anche se i loro benefici per la salute a lungo termine e i rischi in questo contesto non sono sufficientemente dimostrati scientificamente. Particolarmente problematico è il fatto che molte pratiche anti-invecchiamento avvengono al di fuori delle cure mediche regolamentate. Ai pazienti vengono spesso prescritte dosi elevate di ormoni senza chiare indicazioni o un regolare monitoraggio. Questo non solo porta a effetti collaterali potenzialmente gravi come complicazioni cardiovascolari, squilibri ormonali e aumento del rischio di cancro, ma anche a una perdita di fiducia nella comunità medica.

Le sfide scientifiche ed etiche riguardano sia la ricerca clinica che la commercializzazione degli ormoni. Dal punto di vista scientifico, le prove di molte applicazioni degli ormoni contro l'invecchiamento rimangono limitate o contraddittorie. Gli studi clinici che analizzano in modo esaustivo i potenziali benefici e rischi sono spesso costosi e richiedono molto tempo, il che significa che molte affermazioni sui benefici dei trattamenti ormonali anti-invecchiamento non sono sufficientemente supportate da ricerche di alta qualità. Il problema etico è che in alcuni casi le incertezze o le lacune nelle conoscenze vengono deliberatamente ignorate per promuovere la domanda di questi prodotti.

Un altro problema etico è la presa di mira di gruppi vulnerabili. Le donne in menopausa e le persone anziane in generale sono spesso destinatarie di strategie di marketing aggressive che suggeriscono loro che il naturale processo di invecchiamento è un "deficit" che deve essere corretto. Questo può portare non solo a un eccesso di trattamenti, ma anche a una maggiore pressione sociale per rimanere giovani e produttivi.

Le aziende farmaceutiche hanno anche la responsabilità di pubblicare in modo trasparente i risultati degli studi clinici, compresi i potenziali rischi delle terapie ormonali sostitutive. I casi in cui i risultati negativi degli studi sono stati soppressi o banalizzati hanno minato in modo significativo la fiducia nell'industria. Allo stesso tempo, studi indipendenti come la Women's Health Initiative (WHI), che ha evidenziato i rischi della terapia ormonale sostitutiva, hanno contribuito a chiarire le indicazioni della terapia e a concentrarsi su un uso più personalizzato e sicuro.

In sintesi, si può affermare che le aziende farmaceutiche svolgono un ruolo ambivalente nella diffusione della terapia ormonale. Da un lato, contribuiscono allo sviluppo di trattamenti che cambiano la vita; dall'altro, a volte incoraggiano l'uso improprio degli ormoni, in particolare nel mercato dell'anti-età, attraverso strategie di marketing aggressive e una trasparenza insufficiente. Le sfide scientifiche ed etiche richiedono una regolamentazione più severa, una maggiore enfasi sulla medicina basata sull'evidenza e un esame critico delle conseguenze a lungo termine della commercializzazione degli ormoni. Ciò è essenziale per garantire la sicurezza e la fiducia dei pazienti nelle terapie ormonali.

Parte IV: Il futuro delle terapie ormonali

Nuovi sviluppi e tecnologie

La terapia ormonale beneficia sempre più di nuovi sviluppi e tecnologie nel campo della biologia molecolare, della genetica, della medicina di precisione e di forme di dosaggio innovative come le nanotecnologie. Questi progressi consentono terapie più personalizzate ed efficaci che non solo migliorano l'efficacia ma riducono anche al minimo gli effetti collaterali.

I progressi della biologia molecolare e della genetica hanno approfondito notevolmente la comprensione delle vie di segnalazione ormonale. Tecnologie come il sequenziamento genico e la CRISPR-Cas9 hanno permesso di identificare variazioni genetiche che influenzano la sensibilità agli ormoni o modulano l'efficacia della terapia ormonale. Ad esempio, sono stati identificati polimorfismi genetici specifici che influenzano la risposta alle terapie con estrogeni o testosterone. Queste scoperte potrebbero consentire di trattare i pazienti in modo mirato in base al loro profilo genetico. Nella ricerca sul cancro, sono stati scoperti marcatori molecolari che guidano la scelta della terapia antiormonale nei tumori ormono-dipendenti come il cancro al seno o alla prostata. Questi marcatori consentono di individualizzare le terapie e di identificare precocemente la resistenza, migliorando in modo significativo le strategie di trattamento.

La medicina di precisione ha il potenziale per rivoluzionare la terapia ormonale, consentendo approcci terapeutici personalizzati. Combinando informazioni genetiche, epigenetiche e metaboliche, è possibile sviluppare terapie personalizzate che si adattano in modo ottimale alle esigenze e alle condizioni biologiche del paziente. Ad esempio, nel trattamento del tumore al seno ormonodipendente, l'espressione dei recettori degli estrogeni e del progesterone e di HER2 viene ora presa in considerazione per selezionare una terapia mirata. Approcci simili potrebbero essere estesi anche ad altre applicazioni della terapia ormonale, ad esempio nel trattamento dei disturbi endocrini o dei cambiamenti ormonali legati all'età.

Le innovazioni nella tecnologia delle forme di dosaggio hanno reso la somministrazione di ormoni più sicura, più efficace e più facile da usare. La nanotecnologia sta svolgendo un ruolo sempre più importante in questo senso. Con l'aiuto di nanoparticelle, gli ormoni possono essere trasportati in modo mirato a tessuti o cellule specifici, riducendo così gli effetti collaterali sistemici. Questa tecnologia viene studiata, ad esempio, per lo sviluppo di farmaci che hanno un effetto massimo con un dosaggio minimo e aumentano significativamente la biodisponibilità. Le formulazioni liposomiali e le microcapsule a base di polimeri offrono la possibilità di un rilascio controllato di ormoni per periodi di tempo più lunghi, migliorando la compliance del paziente. I cerotti transdermici, i sistemi di microaghi e le applicazioni intranasali sono altri esempi di forme di dosaggio innovative che integrano o sostituiscono la tradizionale somministrazione orale o intramuscolare.

La combinazione di questi progressi apre nuove prospettive per la terapia ormonale. Ad esempio, i pazienti con tumori ormono-dipendenti potrebbero ricevere terapie precise e personalizzate in base al loro profilo molecolare, mentre allo stesso tempo potrebbero essere utilizzate tecnologie innovative per la somministrazione mirata dei farmaci. Nel trattamento di disturbi endocrini come l'ipogonadismo o la menopausa, dosaggi e forme di dosaggio adattati individualmente potrebbero ridurre al minimo gli effetti collaterali e migliorare la qualità della vita delle persone colpite.

A lungo termine, i progressi dell'intelligenza artificiale (AI) e dell'analisi dei dati svolgeranno probabilmente un ruolo chiave, elaborando grandi quantità di dati clinici e genetici e identificando modelli che consentano lo sviluppo di nuove terapie e l'ottimizzazione degli approcci esistenti.

Approcci alternativi

Gli approcci alternativi, come l'uso di fitormoni a base di erbe e gli interventi sullo stile di vita, stanno diventando sempre più importanti nel trattamento dei disturbi ormonali. Questi approcci offrono opzioni che sono spesso percepite come alternative più delicate alla terapia ormonale tradizionale. Mentre i fitormoni a base di erbe sono utilizzati in particolare nella medicina complementare, i cambiamenti nello stile di vita possono fornire un supporto fondamentale nella regolazione degli squilibri ormonali.

I fitormoni sono composti vegetali che hanno una struttura e una funzione simili agli ormoni umani, in particolare agli estrogeni. Gli isoflavoni, presenti nei semi di soia, nel trifoglio rosso e in altre piante, e i lignani, presenti nei semi di lino, sono i rappresentanti più noti. Questi composti si legano ai recettori degli estrogeni e possono avere un effetto simile a quello degli estrogeni (agonistico) e inibire l'effetto degli estrogeni dell'organismo (antagonistico), a seconda della concentrazione e del tipo di recettore. I fitoestrogeni sono spesso utilizzati come alternativa alla tradizionale terapia ormonale sostitutiva nel trattamento dei sintomi della menopausa, come le vampate di calore e i disturbi del sonno. Gli studi dimostrano che possono apportare moderati miglioramenti a questi sintomi, ma la loro efficacia rimane limitata rispetto agli ormoni sintetici. Tuttavia, sono considerati più sicuri in quanto non sono associati a un aumento del rischio di cancro al seno o di trombosi, anche se sono necessarie ulteriori ricerche per chiarire gli effetti a lungo termine.

Oltre ai fitormoni, anche altri preparati erboristici come il pepe di monaco, il cohosh nero e l'olio di enotera svolgono un ruolo nella medicina complementare. Vengono utilizzati soprattutto per la sindrome premestruale (PMS), i sintomi della menopausa o i cicli irregolari. Sebbene molti utilizzatori riportino effetti positivi, le prove scientifiche della loro efficacia sono spesso limitate e gli esatti meccanismi d'azione non sono del tutto compresi. Tuttavia, rappresentano un'opzione per le pazienti che preferiscono un approccio naturale o per le quali le terapie ormonali sintetiche sono controindicate.

Anche gli interventi sullo stile di vita svolgono un ruolo centrale nella prevenzione e nel trattamento dei disturbi ormonali. L'attività fisica ha un effetto positivo sull'equilibrio ormonale, migliorando la sensibilità all'insulina, regolando i livelli di cortisolo e influenzando la produzione di ormoni sessuali. L'esercizio fisico regolare può contribuire a stabilizzare i livelli ormonali e a migliorare sintomi quali cicli irregolari o obesità, in particolare nel caso della sindrome dell'ovaio policistico (PCOS). Uno stile di vita attivo può anche contribuire ad aumentare i livelli naturali di testosterone e a mantenere la massa muscolare negli uomini con carenza di testosterone legata all'età.

Anche l'alimentazione svolge un ruolo importante nella regolazione delle funzioni ormonali. Una dieta equilibrata, ricca di acidi grassi insaturi, prodotti integrali, frutta e verdura, favorisce la produzione e la regolazione degli ormoni. In particolare, gli alimenti a basso indice glicemico possono contribuire a migliorare la sensibilità all'insulina, che è di importanza centrale nei disturbi ormonali come la PCOS o la sindrome metabolica. Inoltre, un apporto adeguato di micronutrienti come la vitamina D, il magnesio e lo zinco può sostenere la funzione endocrina.

La gestione dello stress è un altro aspetto importante, poiché lo stress cronico aumenta i livelli di cortisolo e può disregolare l'asse ipotalamo, ipofisi e surrene (asse HPA). Questa disregolazione può avere un effetto negativo sulla produzione di ormoni sessuali e sulla funzione tiroidea. Le tecniche di rilassamento come lo yoga, la meditazione e l'allenamento alla consapevolezza possono aiutare a ridurre lo stress e a ripristinare l'equilibrio ormonale.

I fitormoni e gli interventi sullo stile di vita offrono valide alternative o integrazioni alle terapie ormonali convenzionali. Sebbene i fitormoni e gli approcci complementari abbiano spesso meno effetti collaterali, la loro efficacia rimane limitata rispetto agli ormoni sintetici. Gli interventi sullo stile di vita, come l'esercizio fisico, la dieta e la gestione dello stress, invece, possono svolgere un ruolo centrale nella prevenzione e nel trattamento degli squilibri ormonali, aiutando l'organismo a regolare il proprio equilibrio ormonale in modo naturale. Tuttavia, questi approcci richiedono un elevato livello di impegno e continuità da parte dei pazienti, motivo per cui l'adattamento individuale e la consulenza da parte degli specialisti sono essenziali.

Prospettive di ricerca

La ricerca sulla terapia ormonale è un campo dinamico e interdisciplinare che comprende numerose questioni aperte, approcci clinici innovativi e possibilità tecnologiche. Studi a lungo termine, nuove strategie cliniche e l'integrazione di big data e intelligenza artificiale (IA) svolgono un ruolo cruciale nel migliorare ulteriormente la comprensione e l'applicazione dei trattamenti ormonali.

Le domande irrisolte sulla terapia ormonale riguardano sia i meccanismi che gli effetti a lungo termine. Nonostante gli studi approfonditi, non è ancora chiaro perché alcune pazienti rispondano meglio di altre alle terapie ormonali. La variabilità individuale potrebbe essere dovuta a differenze genetiche, cambiamenti epigenetici o fattori ambientali, il che sottolinea la necessità di approcci personalizzati. Anche la durata e il dosaggio ottimali dei trattamenti ormonali non sono del tutto noti. Nel caso della terapia ormonale sostitutiva (TOS) per le donne in menopausa, vi è incertezza sull'impatto a lungo termine sulle malattie cardiovascolari, sulla demenza e su alcuni tipi di cancro. Anche il profilo rischio-beneficio della terapia androgenica per gli uomini con carenza di testosterone legata all'età non è ancora stato chiarito in modo definitivo, in particolare per quanto riguarda il cancro alla prostata e gli eventi cardiovascolari.

Gli studi a lungo termine sono essenziali per valutare meglio la sicurezza e l'efficacia dei trattamenti ormonali. Grandi studi di coorte come la Women's Health Initiative (WHI) hanno fornito indicazioni preziose, ma hanno anche suscitato controversie. Gli studi futuri dovrebbero mirare a esaminare in modo più dettagliato gruppi specifici di pazienti, al fine di sviluppare raccomandazioni differenziate per gruppi di età, generi e profili di rischio diversi. Gli studi controllati randomizzati (RCT) potrebbero, ad esempio, valutare nuove preparazioni ormonali, combinazioni innovative o forme di dosaggio alternative per comprendere meglio gli effetti acuti e a lungo termine. Inoltre, sono necessari studi preclinici per approfondire le basi molecolari delle vie di segnalazione ormonale e per identificare potenziali nuove molecole bersaglio.

Nuovi approcci clinici potrebbero essere guidati dai progressi della medicina di precisione. L'integrazione dei dati genetici ed epigenetici consente di sviluppare terapie personalizzate, più adatte alle esigenze individuali dei pazienti. *Lo studio dei biomarcatori molecolari potrebbe aiutare a identificare i pazienti* che traggono particolare beneficio da specifiche terapie ormonali o quelli che sono a maggior rischio di effetti collaterali. Ciò è particolarmente importante nei tumori ormono-dipendenti come il cancro al seno o alla prostata, dove la resistenza alle terapie antiormonali è un problema importante. In questo caso, nuovi approcci come terapie combinate o farmaci mirati potrebbero migliorare l'efficacia e superare la resistenza.

L'importanza dei big data e dell'intelligenza artificiale (AI) nella ricerca sulla terapia ormonale sta crescendo rapidamente. Grandi quantità di dati provenienti da cartelle cliniche elettroniche, database genetici e studi clinici offrono la possibilità di riconoscere modelli che non sarebbero visibili con i metodi tradizionali. Gli algoritmi supportati dall'intelligenza artificiale possono aiutare a decifrare le complesse relazioni tra variazioni genetiche, profili ormonali e risultati del trattamento. L'apprendimento automatico potrebbe anche sviluppare modelli predittivi che calcolano la probabilità di successo del trattamento o gli effetti collaterali per i singoli pazienti. Questi approcci potrebbero anche aiutare a identificare nuove molecole bersaglio o a sviluppare dosaggi e strategie di trattamento ottimali.

Un altro campo entusiasmante è l'uso dell'intelligenza artificiale per la scoperta di nuovi composti ormonali. Gli algoritmi di docking delle molecole possono essere utilizzati per testare virtualmente milioni di potenziali composti per identificare quelli che interagiscono con specifici recettori ormonali. Questo approccio accelera notevolmente il processo di sviluppo di nuovi farmaci e riduce i costi. Allo stesso tempo, le analisi predittive potrebbero aiutare a identificare i potenziali effetti collaterali in una fase iniziale, aumentando così la sicurezza delle nuove terapie.

Parole di chiusura

La terapia ormonale è una componente essenziale della medicina moderna e copre un ampio spettro di applicazioni che vanno dal trattamento dei disturbi ormonali al sostegno di specifiche fasi della vita. La sua efficacia è particolarmente evidente nel miglioramento della qualità della vita, nella prevenzione di malattie come l'osteoporosi e nel trattamento dei tumori ormono-dipendenti. Nonostante questi successi, le terapie ormonali non sono prive di rischi. Rischi di trombosi, possibili rischi di cancro e altre complicazioni richiedono un'attenta considerazione dei benefici e dei rischi. Tuttavia, i progressi della biologia molecolare, della medicina di precisione e della tecnologia hanno contribuito a rendere queste terapie più personalizzate, più sicure e più efficaci.

Il futuro della terapia ormonale è promettente. L'integrazione dei big data e dell'intelligenza artificiale approfondirà ulteriormente la comprensione delle complesse interazioni del sistema endocrino e consentirà approcci terapeutici personalizzati. I progressi della genetica e dell'epigenetica aprono nuove possibilità di personalizzare le terapie in base alle esigenze individuali dei pazienti. Tecnologie come la nanomedicina potrebbero rivoluzionare le forme di dosaggio e l'efficacia dei trattamenti ormonali, mentre la ricerca innovativa sta potenzialmente aprendo nuove aree di applicazione. Allo stesso tempo, approcci alternativi come i fitormoni a base di erbe e gli interventi sullo stile di vita continueranno a svolgere un ruolo importante, soprattutto per i pazienti che preferiscono opzioni naturali o non invasive.

L'appello ai lettori è di fondamentale importanza: decisioni informate sono la chiave per una terapia ormonale sicura ed efficace. Ciò richiede sia una buona informazione per i pazienti sia una stretta collaborazione interdisciplinare tra medici, ricercatori, aziende farmaceutiche e decisori politici. L'attenzione deve essere sempre rivolta alla personalizzazione della terapia in base alle esigenze biologiche, sociali e psicologiche dei pazienti. Allo stesso tempo, è essenziale continuare a interrogarsi criticamente su come gli aspetti scientifici, tecnologici ed etici possano essere combinati nella pratica per sfruttare appieno il potenziale della terapia ormonale e ridurre al minimo i possibili rischi.

In sintesi, la terapia ormonale rimane un campo della medicina affascinante e dinamico, in grado di migliorare la qualità della vita e la salute di molte persone con progressi costanti. Tuttavia, il suo successo dipende in modo cruciale dal modo in cui traduciamo le ultime scoperte scientifiche nella pratica clinica, tenendo conto delle esigenze e delle preferenze individuali dei pazienti. L'ulteriore sviluppo di queste terapie non è solo una sfida, ma anche un'opportunità per superare i confini della medicina moderna e stabilire nuovi standard per la medicina personalizzata.

Indice

Acetilazione 52
Adenomi 30, 35, 43
Adrenalina 19, 27
sindrome adrenogenitale 45, 46
AGS 45, 46, 47
Aldosterone 23, 42, 43
Alendronato 84
Processi di invecchiamento 17
Derivati degli amminoacidi 19
Eccesso di androgeni 47
Andrologia 94, 96
Farmaci antitiroidei 67, 68
Malattie autoimmuni 22, 49
Basedow 35, 49, 50, 68
Imaging 28, 40, 46
Ormoni bioidentici 71, 74
Bifosfonati 41, 83, 84, 85, 87, 89
Alta pressione sanguigna 23, 41, 42, 43, 44, 45, 60

Esami del sangue 22, 24
Sostanze messaggere 13, 15, 19, 20
Cancro al seno 55, 84, 91, 100, 101, 102, 113, 114, 121, 123
Calcimetici 41
Calcitonina 45
Calcio 88, 92, 93, 94
Tomografia computerizzata 28, 29, 42
Sindrome di Conn 23, 42, 44
CRISPR-Cas9 120
Sindrome di Cushing 23, 27, 42, 43, 44
Degarelix 102
Denosumab 41, 85, 86, 87, 88, 89, 91, 102
Diabete 13, 17, 24, 48, 49, 50, 51, 60, 61, 73
Metilazione del DNA 51
Ovulazione 14, 21, 36, 37, 38, 56, 98

Maturazione degli ovociti 14, 98, 100
Disturbi elettrolitici 42
Disturbi elettrolitici 23, 33, 41, 43, 44
Iperplasia endometriale 55, 79, 90
Fattori epigenetici 51
Esaurimento 31, 32, 57
Medicina della fertilità 54, 56
Riproduzione 13, 16, 17, 19, 100
FSH 36, 37, 40, 57, 98, 99
Genetica 44, 51, 120, 130
Sequenziamento genico 120
Gonadi 19
Progestinici 110, 113
Perdita di peso 33, 34
Aumento di peso 31, 32, 37, 43, 60, 66, 102
Glucagone 19, 23, 63, 73
Metabolismo del glucosio 48, 73
Test di tolleranza al glucosio 24, 37
Proteina G 20
Ginecologia 76
Caduta dei capelli 32, 114
Hashimoto 49, 50, 66
Ormoni inibitori 20

Aritmia cardiaca 34, 42
Irsutismo 37, 46
Modificazioni istoniche 51, 52
Omeostasi 19, 21, 92
Carenza ormonale 13
Ritmi ormonali 25
Livelli ormonali 20, 21, 22, 24, 26, 27, 35, 54, 65, 66, 67, 98
Iperparatiroidismo 39, 40, 41, 46
Iperplasia 31, 43, 45
Ipertiroidismo 22, 33, 35, 67, 68, 74
Ipogonadismo 23, 38, 57, 59, 94, 95, 96, 99, 108, 110, 114, 122
Ghiandola pituitaria 19, 30, 35, 36, 43, 45, 66, 125
Ipotiroidismo 13, 17, 22, 31, 33, 65, 66, 67, 68, 74
Ibandronato 84
Insulina 13, 15, 19, 23, 61, 73, 107
Resistenza all'insulina 24, 37, 38, 48, 51, 53, 63, 96, 111
Gene del recettore dell'insulina 51
Isoflavoni 123
Carenza di iodio 22, 49

Sensibilità al freddo 32, 66
Catecolamine 26, 27, 45
Desiderio di avere figli 17
Fratture ossee 39
Metabolismo osseo 39, 78, 80, 82, 83, 90, 92
Contraccettivi 16, 17, 38, 54, 55, 69
Cortisolo 19, 23, 25, 26, 27, 32, 43, 46, 59
Levotiroxina 33, 65, 66, 74
Fase luteale 56, 98
Risonanza magnetica 28, 30, 42
UOMINI 45, 46, 47
Menopausa 14, 17, 23, 25, 39, 54, 71, 76, 77, 78, 80, 110, 115, 116, 118, 122
Disturbi mestruali 36, 37
Ciclo mestruale 14, 36, 56, 97, 100
Metformina 38, 50
Metilazione 51, 52
Sostituzione dei mineralcorticoidi 47
Malattie monogeniche 45, 47
Debolezza muscolare 39, 42, 43, 60

Ghiandole surrenali 19, 23, 27, 29, 43, 46, 60, 125
Ormoni surrenali 23, 25
Insufficienza surrenalica 23, 25, 27, 31, 32, 33
Effetti collaterali 14, 25, 28, 56, 59, 60, 61, 62, 68, 69, 70, 71, 72, 73, 80, 82, 84, 85, 88, 89, 91, 97, 100, 102, 103, 105, 112, 114, 115, 117, 120, 121, 122, 125, 128, 129
Noradrenalina 9, 27
Oncologia 14, 16, 73, 75, 100
Osteoblasti 39, 81, 83, 86
Osteoclasti 39, 81, 83, 85, 86, 90
Osteoporosi 17, 39, 40, 41, 55, 60, 73, 77, 78, 80, 82, 83, 84, 85, 86, 87, 89, 90, 92, 93, 94, 95, 102, 108, 111, 114, 116, 130
Estrogeni 15, 19, 23, 25, 36, 37, 39, 54, 55, 56, 69, 71, 72, 76, 79, 98, 101, 105, 120, 121, 123

Estrogeni 14, 55, 80, 81, 90, 100, 101, 108, 111, 113, 123
Ovaie 38
Ormone paratiroideo 39, 40, 93
PCOS 36, 37, 38, 56, 98, 111, 124, 125
Ormoni peptidici 19, 20, 61, 62, 73
Feocromocitomi 27
Fosforilazione 52
Progesterone 15, 23, 25, 36, 37, 54, 55, 56, 71, 72, 98, 99
Propiltiouracile 35, 67, 68
Cancro della prostata 14, 17, 52, 86, 100, 101, 103, 113, 120, 127, 128
Biosintesi proteica 20
Medicina della riproduzione 14, 16, 17, 97, 100
Densità del recettore 21
Recettori 20, 54, 61, 63, 70, 81
Risedronato 84
Ghiandola tiroidea 13, 19, 22, 29, 30, 31, 33, 35, 66
Ormoni tiroidei 20, 22, 31, 34, 35, 37, 65, 74

Ormoni tiroidei 13, 20, 33, 49, 65, 67, 68
Carcinoma tiroideo 47
Test sul siero 24
Inibitori SGLT2 50
Test della saliva 24, 25, 26
Ormoni steroidei 19, 20, 54, 59, 72
Test di stimolazione 23, 24
Metabolismo 13, 19, 31, 62, 65, 74
Ormoni sintetici 69, 74
Scintigrafia 28, 30, 35, 40
Tamoxifene 101, 102
Testosterone 14, 16, 23, 25, 37, 57, 58, 59, 71, 73, 94, 96, 99, 101, 104, 105, 107, 117
Tiamazolo 35
Rischio di trombosi 55, 73
Tiroxina 19, 22, 31, 34, 50, 65
TRAK 35, 49
Medicina transgender 14, 59, 103
Proteine di trasporto 21, 24
Pelle secca 32
Tirosina chinasi 20
Ultrasuoni 28, 29, 37

Infertilità 23, 36, 37, 98, 99, 111
Analisi delle urine 26
Vanillina acido mandelico 27
Sconfitte 32, 57, 77
Costipazione 32

Vitamina D 40, 41, 88, 92, 93, 94, 125
Crescita 13, 14, 19, 62, 101, 106, 107
Zoledronato 84
Cisti 29, 31, 37, 38